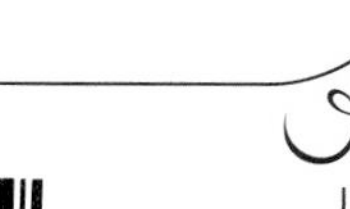

小学館文庫

紛争地の看護師

白川優子

小学館

まえがき

朝からニュースやワイドショー番組が賑（にぎ）わっていた。２０１６年10月17日、日本。イラクで「イスラム国」（ＩＳ）に占拠されているモスルと呼ばれる都市の奪還作戦が始まったと伝えていた。

一本の道に多くの戦車や装甲車両が連なり、前線と思われる方面に進んでいく。砲弾を撃ち出す瞬間の場面に切り替わり、その後、攻撃を受けた場所に舞い上がる黒煙がクローズアップされる。このような数パターンの映像が繰り返されていた。現場の状況をやや大仰（おおぎょう）に説明するナレーターの声が、緊迫した事態であることを物語っていた。

昼食時に私の父が仕事場から家に戻った時にも、テレビでこの奪還作戦の様子が流されていた。私はその日、友人と会う約束があり、昼食後に父に駅まで送ってもらう予定だった。

当時私は、埼玉の実家をベースにしていた。

父が食事を済ませ、そろそろ車をお願いしようか、という時だった。国境なき医師団（MSF）からメールが入った。

「イラクのモスルに緊急出発してほしい」

咄嗟に、メール画面が開かれたままのスマートフォンを両手で胸の前で握りしめた。隣のダイニングルームでテレビを見ている父に視線を向けると、食後のお茶を飲みながら、爆音とナレーションが交錯するモスル奪還の戦闘を見ている。

（お父さんが今テレビで見ている場所への出発要請がきたよ）

そんなこと、どうして言えるだろうか。

出発を承諾した私は友人との約束をキャンセルしてしまった。父に車で送ってもらう先は、出発に必要なものを揃えるためのショッピングモールとなった。ドラッグストアや100円ショップなどで必要なものを購入し、明日にでも出発ができるように慌ただしく準備を進めなければならない。

家族に派遣の予定を伝える時は、いつもであれば言いやすい母親の方に先に伝え、母親からタイミングを見計らって父親の耳に入れてもらう。あいにく母親はその時仕事で不在だった。また、なぜ車の行先を変更したのかを父に説明しなくてはならなかった。

車の中でボソッと伝えた。

「私、モスルに出発する……」

「え！　いつだ？　また行くのか！」

そう反応し、その後も父は、

「あんな危ねぇところによぉ」

「心配なんだよ、こっちはよぉ」

と独り言のような説教をボソボソと繰り返し、こちらは助手席で居心地の悪い時を過ごした。窓の外を見ながら聞こえないふりを続け、ついには父も無言になった。

張り詰めた空気から、動揺と不安が伝わってくる。娘を戦地に向かわせて平気な親などいるはずがない。そしてそんな親を見て、つくづく申しわけないと思ってしまう。

それでも、私は向かわなければならない。

海の向こう側には、私たちが目を覆い、耳をふさぎたくなるような現実がある。国境なき医師団に参加し始めた2010年以来、戦争の被害によって命の危機にさらされている人々を、何度も目にしてきた。

戦地では、病院が破壊されていたり、被害者と医療をつなぐアクセスが断たれてしまったりしていることが多い。危険が大きい場所ほど、たった一人の医師、一人の看護師、一つの病院の存在価値が高い。

戦地で親を殺されて泣いている子供たち。足を失って絶望に打ちひしがれている青年たち。そして家族を養う術（すべ）を失った一家の大黒柱である、大の男たちが怒りを秘め、泣いている。

行けば自分も危険にさらされるかもしれない。活動中の生活環境は厳しく、戦時下での医療がスムーズに行えるとも限らない。苦しんでいる人たちがたくさんいるのに医療すら自由に施せない戦争とは本当に残酷なものである。

「何もあなたが行くことはない」

「日本でだって救える命はある」

では、誰が彼らの命を救うのだろう。

彼らの悲しみと怒りに、誰が注目するのだろう。

医療に国境はない。私は本当にそう思っている。7歳の頃に「国境なき医師団」を初めて知った時も、実際に活動を始めて8年が経過した今もその思いは変わらない。

国、国籍、人種を超えた、同じ人間としての思い。報道にもならない場所で、医療を求めて（または医療が届かずに）泣いている人々の痛みや苦しみを見過ごすことは、やはり私にはできない。

国境なき医師団（Médecins Sans Frontières=MSF）は、独立・中立・公平な立場で医療・人道援助活動を行う民間・非営利の国際団体である。医療活動のみならず、証言活動も重視することを団体の方針に掲げ、１９７１年に医師と医療ジャーナリストによって設立された。

緊急性の高い医療ニーズに応えることを活動の目的とする。紛争、自然災害、貧困、飢饉、迫害などを背景に、様々な理由で保健医療サービスを受けられない人々を対象に、無償で医療を施している。

ＭＳＦは世界各地に42の事務局を設置し、２０２２年には5万人近い海外派遣スタッフと現地のスタッフが、アフリカ・アジア・南米などの途上国を中心に世界の約75の国と地域で活動をした。

日本にも１９９２年にＭＳＦの事務局が設立され、近年では１００人以上の日本人スタッフを毎年海外に派遣している。

ＭＳＦの活動資金は、ほとんどを民間からの寄付でまかなっている。各国政府を含む公的機関からの資金協力に対しては明確な方針があり、割合の上限を定め、使用活動先は慎重に検討する。これは活動の透明性を保ち、また独自の決定のもと、ニーズに応じた緊急対応を実施するためである。

第1章
「イスラム国」の現場から
モスル＆ラッカ編

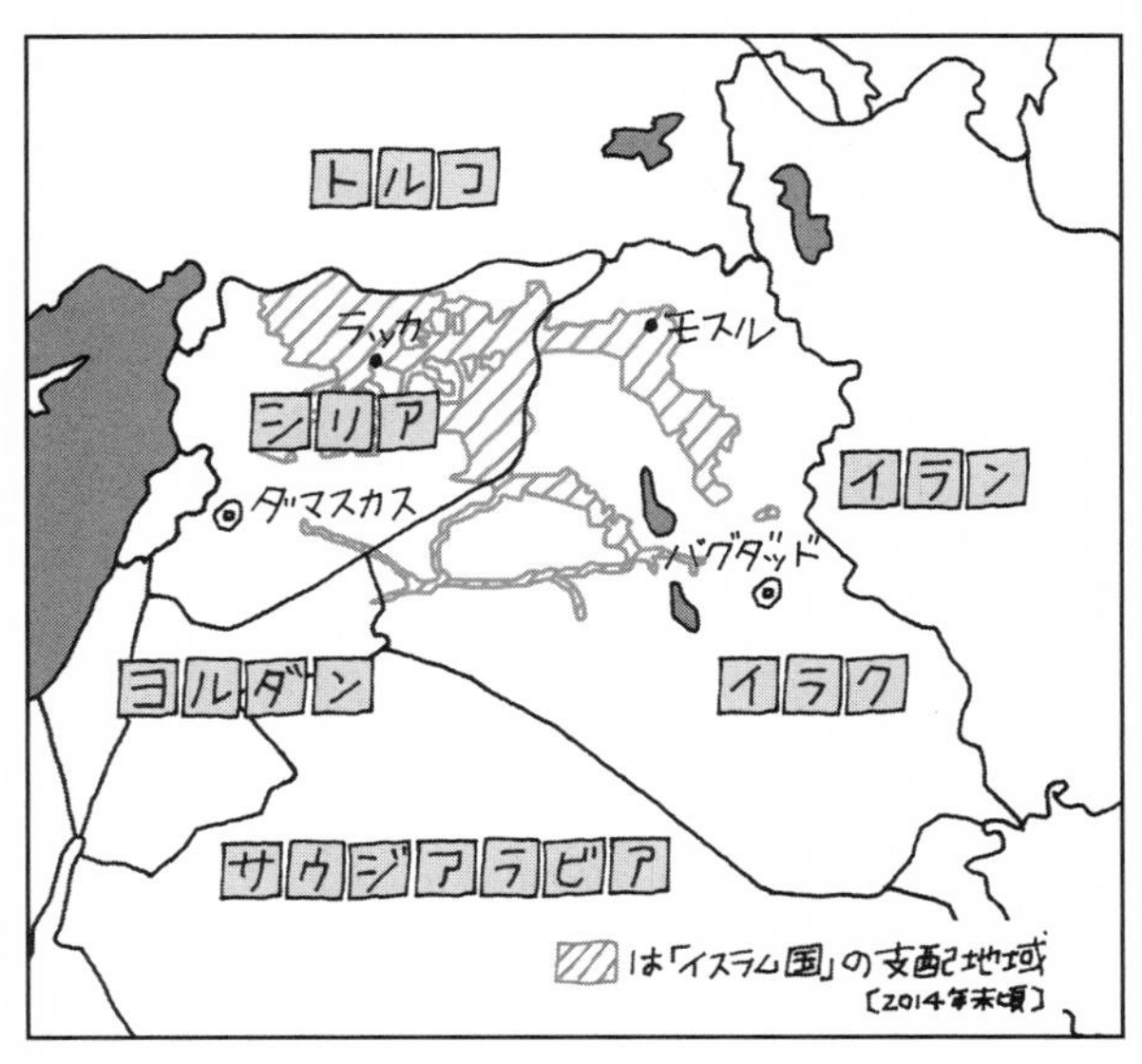

モスルで誕生日を迎えて

砂漠の中の戦闘車と病院は、矛盾に満ちた世界を映すコントラストをなしていた。各部隊の奪還作戦は難航していたようだ。それは、私たちの負傷者の収容の状況にも影響した。

連日、聞こえてくる爆音からは、イラク北部の都市モスルの被害状況が容易に想像できた。

「イスラム国」（ＩＳ）は、市民たちのモスルからの脱出を阻止し、「人間の盾」として利用していた。

当時モスル内でＩＳに支配されていた市民の数は、正確なところは分からないが、１５０万とも２００万ともいわれている。ＩＳの一つひとつの行動に、彼らの命は左右される。

２０１４年７月、最高指導者のアブバクル・バグダディが「カリフ」と呼ばれるイスラム教開祖・ムハンマドの正統な後継者を自称し、「イスラム国」の樹立を宣言した。

イラク第二の都市モスルを電撃的に制圧したことで世界を驚かせ、その後もシリアとイラクにまたがり支配領域を拡大させていった。支配各地で厳格なイスラムの教えを市民に強制し、従わない市民を捕らえた。敵対する者には斬首・火あぶり・磔(はりつけ)・水に沈めるなどの処刑場面の動画をインターネット上で公開し、残虐な支配で世界を震撼(しんかん)させた。

ISの最大拠点のモスル奪還作戦はイラク軍、クルド自治政府の治安部隊ペシュメルガ、米軍主導の有志連合、その他いくつかの民兵組織が参加し、9ヶ月にも及んだ。私がモスル住民の支援を行うため、その地に赴いたのは、２０１６年10月17日にモスル奪還作戦が開始された直後だ。

父との間にしこりを残したまま、日本を発(た)ったが、現地に赴くとそんなことに心を悩ます時間はない。

国境なき医師団（MSF）は、モスルの北側に位置する広大な砂漠にテント病院を建て、モスルで負傷した市民の受け入れ準備を整えていた。

ここはクルド人の自治政府内にある。クルド人は国を持たない最大の民族といわれ、彼らが住む北部3州はイラク憲法でも一定の自治が認められている。

ＭＳＦは他にもいくつかのチームを作り、それぞれがモスルの東や南に位置する別の場所で一斉に同様の準備を開始した。

テント病院というのは、空気で膨らませるテント式の仮設病院だ。紛争地や自然災害の現場で必要な医療を素早く提供するためにＭＳＦが独自に開発をした。空気を送り込むと膨らんでかまぼこ状の建物となり、一つのテントで16～20床を設けることが可能となる。

この時はいくつかのテントをつなぎ合わせ、手術室や救急室を設けて紛争被害を受けた患者の収容に備えた。

テント病院の目の前には、モスル前線へと続く砂漠の一本道があった。そこを毎日戦闘車両が行き交い、また上空には戦闘機が連日ひっきりなしにモスルに向かっていた。

イラク軍と、イスラム教シーア派民兵グループはモスルの南側から攻め、ペシュメルガとイスラム教スンニ派民兵グループが東と北から進軍。米軍主導の有志連合軍は上空からの支援を行った。モスルの北側に滞在していた私が、連日地上で目にしていた軍隊はクルド人部隊で、頭上を行き交っていたのは米軍機と思われる。

砂漠に建てた病院の周囲には、民家や店、林などがない。見渡す限り、同じ景色が広がっている。テント病院の前を走る主要道路は一般車両が規制され、前線に連なる戦闘車両は、どこまでも続く。今から人の命を奪いに向かう車両である。考えるだけでやりきれない。

各方面から攻撃を仕掛ける部隊のうち、最初にモスルに突入するのはどこだろう。一体どこから市民たちが流れ出てくるのか。医療チームとして被害者の救出と治療に一刻も早くあたりたい。迅速に、そして正確に戦況を追っていかなくてはならなかった。

10月下旬、モスルの東側で拠点を構えていたMSFのチームから一報が入った。市民たちが脱出しているとのことだった。

また南側にいるチームからも情報が入った。負傷者が運ばれ始め、外科治療を開始したという。私たちのいる北側にはまだ市民が来ない。

地元で雇用したスタッフたちとのミーティングやトレーニング、万が一の化学兵器攻撃の際に正しく対応するためのシミュレーションを連日重ねていた。

ある日、一層激しい空爆が続く日があった。

低空飛行で頭上を過ぎ去るヘリコプターと戦闘機の騒音に耳を塞ぎながら気分が悪くなってしまい、その日は吐き気に苦しんだ。何とか辛（つら）い一日を終え、宿舎に戻ってからスマートフォンに見入った。

いくつかのメッセージで気づいた。その日は私の誕生日だった。

昨年は、イエメンでこの日を過ごしていた。あの日から1年が経ったのか。

あの時は医療チームリーダーのステファニーの計らいで、ギターと電子ピアノの演奏で祝福された。そもそも派遣中は気の利いたプレゼントなど買えるはずもない。その時にチームのみんなからもらったプレゼントの中身はトイレットペーパーだった。

みんなで笑い転げた。派遣中は、各々が自分の誕生日をあえて隠し、忙しいチームに気を遣わせないようにするのが暗黙の礼儀だ。だけどイエメンでサプライズの祝福をされた時は本当に嬉しく、仲間が撮ってくれた動画は今でも宝物になっている。

これが戦争

モスルで誕生日を迎えてから1週間後、私は焦燥感に駆られていた。

負傷者が近隣で発生しているのは明らかだったが、私たちが拠点を構えた北部には滞在中、多くの患者が押し寄せてくることはなかった。

私たちの拠点がクルド自治政府内にあったからだ。詳細は避けるが、アラブ人がこちらに入ってくるのには複雑な手続きが必要だった。

ＭＳＦはクルド当局と人道措置の交渉を重ねていたが、人種や政治間の軋轢（あつれき）によって患者の医療施設へのアクセスが断たれてしまうという現実を何度も突きつけられた。負傷した市民たちは、医療を受けられなくて困っているに違いない。

チーム内でミーティングを重ね、前線により近い場所で患者に辿（たど）り着けるルート探しを始めていた。ただしその頃にはすでに私の帰国が迫っていた。モスル市民の役に立てなかったという思いを抱えながら、到着した後任に引き継いだ。

スイスから来た60代のベテランの彼女は、人を包み込むようなオーラがあった。思わず、悔しさや悩みを彼女に吐き出した。彼女は一言、

「これが戦争というものよ」

と笑いながら私の肩をぎゅっと抱いた。

モスルをあとにしながら私は彼女の言葉を様々な角度からかみ砕いていた。

「情熱ややる気だけでは叶（かな）わない世界にいる現実をきちんと受け止めなさい」

という風にも聞こえたし、

「そんなこと、今更気にしていたら前に進めないわよ」

という風にも聞こえた。彼女も数々の戦地で同じジレンマに陥ってきたのだろうか。戦時下で医療を行うことの難しさを考えながら、

「そうだ、立ちはだかる壁に立ち止まらずに、突破口を見つけるのも私たちの任務なのだ。彼女を含め後任チームにそれを任せればいい」

と気持ちを切り替えた。

再び、私がモスルに足を踏み入れたのは、7ヶ月後の2017年6月だ。3ヶ月のイエメン派遣を終了し、日本でMSF事務局の仕事を短期で引き受けている時に、緊急でこの話が舞い込んだ。

やはり来たか、と思った。モスルは一部がすでに解放され、奪還作戦がいよいよ最終段階に入っていた。ISは自分を守るために市民たちを利用する。今後、さらなる被害が予想され、MSFではモスル支援のスタッフを増員していた。

前回は、近くにいながらモスルが遠く感じたが、当時とは戦況が大きく変わっている。どこかしら、モスルから市民が逃げてくる突破口があるはずだ。私たちはそういった被害者をいち早くキャッチしなくてはならない。

私は日本を発つ前に、「モスルはいつ頃奪還されるのでしょうか」と、親しい新聞記者に聞いていた。

ニュースではしきりに、「奪還作戦大詰め」「奪還最終段階か？」「モスル解放間近」と繰り返されるようになっていた。

「それはイラク政府が自国民の犠牲をどれだけ最小限にしたいと思うか、もしくはどれだけ気にしないかによるよ。ＩＳをかなり狭いエリアに追い詰めたはいいけど、人間の盾、人質となっている市民の犠牲を最小限にしたいなら、ここからが時間がかかるものなんだ」

そして彼はこうも言った。

「ところで、今のイラク政府は国民のことを本気で気にする連中だと思うかい？」

東モスルにて

病院の上空を米軍のヘリコプター2機が通り過ぎる。チグリス川を挟んだその向こう側、戦闘がいまだに続く西モスルへと向かっていった。

２０１７年1月、奪還作戦によってここ東モスルは解放され、ＩＳは旧市街のある西モスルに追い詰められていた。ＭＳＦは東モスルに拠点を置き、西モスルで発生する被害に対して医療活動を行っていた。

ヘリコプターにはトラウマがある。南スーダンで活動をしていた際にヘリコプターの風圧でＭＳＦのテント病院の柱が折れ、つぶれてしまった。

地元の大勢の人々と協力しながら完成させた病院だった。ＭＳＦの大きな旗を、ほうぼうに散った避難民たちの目にも留まるように高々と掲げていた。

その日は栄養失調で苦しむ赤ちゃんを連れてきた大勢のお母さんたちが、テント病院の中で自分の子供にミルクを与えていた。ヘリコプターが頭上を通過したのはその際中だった。

資材確保にも苦労し、みんなで一生懸命建てたテント病院が、ヘリコプターの無用な低空飛行による風圧でつぶされてしまった。その時流した涙を忘れることができない。

今、私がいるコンクリートの建物の病院は、ヘリコプターの風圧で倒壊することはない。だがヘリが通るたびに轟音（ごうおん）と振動でスタッフや患者との会話は中断され、一瞬とはいえ活動が妨げられるのは、嘆かわしい。

奪還作戦によってISから解放された東モスルには、2017年6月21日に到着した。

半年前に滞在していたモスルの北側には、見渡す限り、無機質な砂漠が広がっていた。

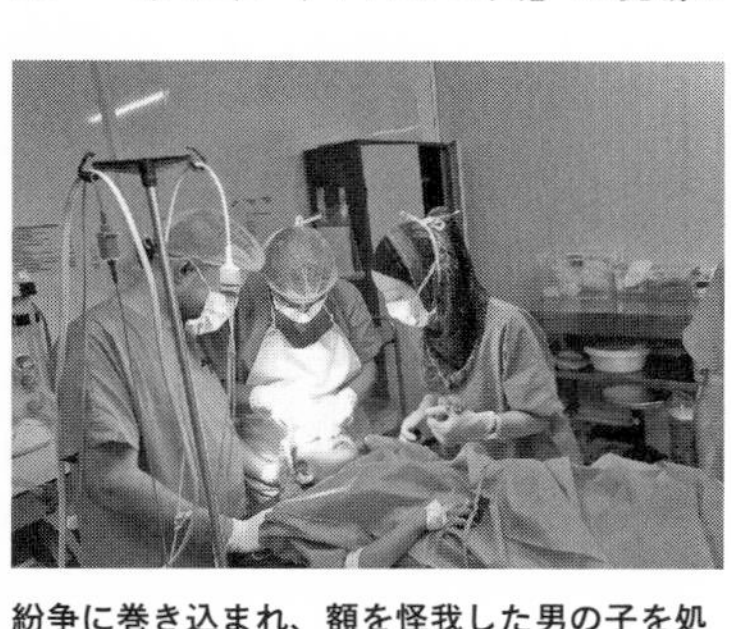

紛争に巻き込まれ、額を怪我した男の子を処置（イラク・東モスル）。

今回、MSFの病院はモスル市内に入り込んでいた。ここは元々、200万人の市民を持つイラク第二の都市だ。MSFの病院は建物が並ぶ主要道路沿いにある、既存の病院を利用して医療活動を始めていた。

奪還部隊はモスルの東側から突入し、激しい衝突の後、2017年1月に制圧した。イラク軍や米軍主導の有志連合とISの戦闘のすさまじさは、街中の建物に無数に残る弾痕や、焼け焦げてひっくり返る車が物語っている。

ISの統治下で、モスル住民たちは恐怖に怯える3年間を過ごした。MSFが借りた病院の建物も銃弾や砲弾の傷跡があったが、市民に残された心の傷はもっとひどかった。MSFが雇用し、この病院で働き始めたイラク人の医師や看護師たちも被害者だった。

誰もがISの定めた厳しい戒律のもと、怯えながら一日一日を過ごしていた。戒律を破れば、容赦ない鞭打ちを科せられ、時には処刑されることもあった。

学校はISに乗っ取られ、子供たちに人の殺し方を教え始めた。こんな恐ろしい世界に立ち入らせないよう、またはそれを記憶させないよう、親たちは、自分の子供を3年間家に閉じ込めたという。

ある20代の女性スタッフは、3年間でたった一度だけ外出した時のことを話してくれた。その日は父親に代わり、どうしてもマーケットに行かなくてはならなかったという。

ISが強制する戒律にのっとり、彼女はこれまで着たこともなかったアバヤと呼ばれる黒いマントのような衣装をまとい、ニカーブと呼ばれる顔を隠すための黒い布を被り、全身の肌を隠した。

ところが彼女はISに捕まってしまった。手袋をはめていなかったからだ。

アバヤの袖から彼女の手が露出してしまっていた。鞭打ちは免れたが、この時に捕まった恐怖が原因で彼女はその後、顔面麻痺を患ってしまう。

その頃のモスルでは、ことあるごとに市民たちはIS戦闘員に指の匂いを嗅がれていた。戒律で禁じられているタバコを吸っていないかをチェックするためだ。タバコの匂いがすればその場で指を切り落とされる。携帯電話の所持は「スパイ容疑」で斬首されたという。

チグリス川の向こう側、西モスルではいまだIS戦闘員たちが抵抗し続け、そのISに人間の盾にされた市民たちがいる。その上空を米軍主導の有志連合のヘリコプターや戦闘機が飛び交っている。

モスルの東と西をつなぐチグリス川にかかる五つの主要な橋は壊されていた。よって西側の戦闘がこちらに及ぶことはない。一方で、ダイレクトな患者収容が難しいということでもある。

そのため、MSFは西側に別の医療チームを送り込んでいた。最前線で市民を収容し、一次救命処置をしてから、現在は安全地帯である東側の病院に遠回りをして運び込むという流れをつくっていた。

えんじ色のスカーフ

その日、救急車が到着した。運転席と助手席のドアが勢いよく開き、二人が同時に飛び出す。後部ドアを素早く開け患者を運び出した。何人の患者を乗せてきたのか。

救急医師、看護師が患者を受け取りに走る。一つ目のストレッチャーには、骨と皮だけの痩せこけた真っ白な女性が横たわっていた。明らかに骨折をしている腕は変形したまま固まっていた。目は開くか？　話すことはできるか？

「軍隊がやってきてその隙に逃げてきたの」

26歳という彼女は弱々しく話した。

病院は前線からは4キロほど離れていた。これだけの距離があれば、爆音に気づかないこともあるし、あまりにも忙しい時は聞こえていても気にも留めない。

ただし、チグリス川の向こう側を見渡せば、常に黒い煙が舞い上がっていた。ISから街を解放するための空爆は、いったい何人の市民の命を犠牲にするのだろうか。

私が到着した日でもある6月21日、モスル旧市街にある歴史的なイスラム礼拝所、ヌーリ・モスクが破壊された。ＩＳの最高指導者アブバクル・バグダディが２０１４年7月にカリフ制イスラム国家の樹立を宣言した象徴的な場所だ。

中世に建てられ、イラクの貨幣にも登場するほど国民に愛されるイラクの代表的なイスラム文化財だ。ＩＳは自身の通信社アマクを通じ、ヌーリ・モスクは米軍の空爆によって破壊されたと主張した。一方米軍側はＩＳ側の破壊だと発表した。イラクのアバディ首相は「追い詰められたＩＳの最後のあがきであり、ＩＳが敗北を認めたに等しい」と述べた。

モスルの完全解放は近いのではないかと感じる。これから膨大な市民を受け入れることになるだろう。

ＩＳの支配から解放されたはずの東モスルも、この頃より市民に紛れたＩＳの残党たちによる自爆テロが頻発し始め、要警戒区域となってしまった。

6月24日、この日は日本でいう大晦日のような日である。ラマダンと呼ばれる年に一度の断食月の終了日で、明日よりイード祭と呼ばれる3日間にわたる祝日が始まる。

私はこれまでにも様々な国や地域でラマダンやイード祭を体験してきた。ラマダンの最終日は、市場が最も賑わう日だ。ここイラクでも、イード祭に向けて新しい洋服を買ったり、ご馳走を作るための準備をしたり、と人々がそわそわと心浮かれている様子が感じ取れた。

私も病院のスタッフの女の子に、髪の毛を覆うスカーフを一つ買ってきてほしいとお願いをしておいた。私たち海外派遣スタッフは、チーム内規定で一切の外出は認められていない。移動といえば宿舎と病院の往復のみだった。

「スカーフは何色がいい？」

「任せてもいいかな。私に似合いそうなものを選んできてほしいの」

私は何色のスカーフが届くのかを楽しみにしていた。

ところが、人々の大切な日でさえも冷酷なテロは、容赦なく市民に襲い掛かった。イード祭を楽しみにする市民で賑わう地元のマーケット2ヶ所で自爆テロが発生し、MSFの病院では10人の負傷者を収容した。

スカーフをお願いした女の子のことが気が気でならなかった。翌日彼女が出勤してきた時には安堵で全身の力が抜けてしまった。そんな私を彼女の方から抱きしめてくれた。

「心配させてごめんね」

解放されたはずの街でさえ、市民は安全とは無縁だった。

彼女から届いたスカーフは、深みのある綺麗なえんじ色だった。さっそく彼女が私の頭を綺麗に覆ってくれ、気を取り直して仕事に取り掛かった。

奪還の日

7月5日。「自爆テロ未遂の容疑者二人が逃走中」という一報が入った。西側から運び出される患者収容で忙しかったが、病院での活動を中断し引き揚げるしかなかった。自爆テロは人が集まる場所を狙う。マーケット同様に病院もまた人が集まる場所だ。

予測のつかない自爆テロがいつ起こるかもしれないと思うとやはり怖かった。

その日は病院を撤退し、宿舎に戻ってまずシャワーを浴びた。外気温は50度である。幸いに電気の供給量は安定していて、病院内にも宿舎にも冷房が完備されている。シャワーから部屋に戻ると冷房でキンキンに冷えていて心地よかった。

部屋はフランス人の心理療法士とのシェアだった。彼女は私よりも1ヶ月ほど前から派遣されていた。ルームシェアは気を遣わざるをえないタイプの人にあたる場合と、そうではないケースがある。

彼女は後者だった。たとえばシェアをすると、起床時と就寝時の電気のオン・オフのタイミングが難しい。お互い気を遣い合い、またお互い機嫌を損ねないようにしなくてはいけない。彼女の場合、朝になれば彼女が勝手に電気をつけ、夜になれば彼女のタイミングで消す。

彼女は私に構わず毎晩ボーイフレンドらしき相手との電話も平気でする。私は彼女のそのような振る舞いがかえって気が楽だった。気を遣うのも疲れるが、遣われるのも疲れる。

東モスルで解放された市民たちは、ＩＳに奪われた3年間を必死で取り戻そうとしていた。教師たちは学校に戻り、親は子供たちを学校に通わせた。休日も休むことなく勉強させているという。

毎朝30分ほどの宿舎から病院までの道のりでよく見かけたのが、戦闘の残骸を片付ける大勢の市民清掃員と、それらを集めるゴミ収集車だった。破壊された街の片付けや復興を担うのは戦争当事者ではなく、やはり市民なのだ。

一般市民はどこまで振り回され、代償を払わなければならないのか。これまで気がつかなかった市民の苦悩の一端が見えてくる。

主要道路に設置されている分離帯に、2、3メートルおきに木を植え直している作業員の姿をよく見た。かつてはたくさんの木があったのだろう。

新たに植えられた若い木々は、毎朝大きな水タンクを積んだトラックによって水を与えられた。これらの木々の緑は、荒廃したグレーの街に命を吹きかけているかのように見えた。

7月9日、イラクのアバディ首相がモスル奪還宣言を出し、世界的なニュースとなった。テレビにも、インターネットにも、歌って踊ってお祭り騒ぎをしている人々の姿が映し出された。その後、数日間にわたってこのような映像があふれ、世界は復興に向け立ち上がらんとするイラクと、その人々を歓迎した。

しかし……この騒いでいる人たち、これはどこの誰なのだ、と首をかしげずにはいられなかった。どこで撮られているのか。首都のバグダッドなのか。

私は当のモスルにいるが、モスルには歌っている人はいない。モスルには踊っている人もいない。モスルにはお祭りの音は流れてこない。

奪還宣言前も、奪還宣言が出された今も、相変わらず西モスルからの空爆の振動は伝わってくる。チグリス川の向こうに黒い煙が舞い上がり、血だらけの患者が運ばれ、家族が泣き叫び、清掃員が戦闘の残骸を片付け、作業員が一生懸命木を植えて街を復興させている。

親たちは子供に厳しく勉強をさせ、街は仕事を探す大人たちであふれている。これが日々、目にしているモスルだった。

ＩＳ戦闘員の子供

7月14日。奪還宣言から5日が経過した。空爆の音がまだ続いている。

日本ではモスルに平穏が訪れたと思われているのだろう。奪還宣言を境にして、モスル関連のニュースは消えていた。

この日運ばれてきたのは50代の女性だった。貧血と栄養失調は顔色から察知できた。彼女は空爆で片足を失った。

手術を終え、まだ麻酔の眠りについている彼女を見つめる。鼻筋が通り上品な顔立ちだ。とても痩せてしまっている。

彼女が目を覚まし、さめざめと泣き始めた。しばらく泣いた後、私の顔を見て言った。

「死なせて」

夫と4人の子供を失い、彼女だけが生き残ったことに絶望していた。もちろん、彼女には何の罪もない。

仕事中は泣かないようにしているが、その日は彼女の手を握りながら泣いた。

ある日、病院全体に大きな緊張が走った。警察官に厳重に囲まれた患者が運ばれてきた。

外国人の女の子だった。モスルで外国人の子供といえば身元は明らかである。IS戦闘員の子供だ。名前はここでは明かすことはできない。

年齢は推測でカルテに書いた。両親は自爆テロで亡くなったが、彼女はその時そばにいたサバイバー（生存者）だという。

その際に彼女はひどい怪我を負い、この病院に運ばれた。すぐさま治療に取り掛かるが、彼女は恐怖に震え、シーツを頭から被り、自分の姿をすべて隠してし

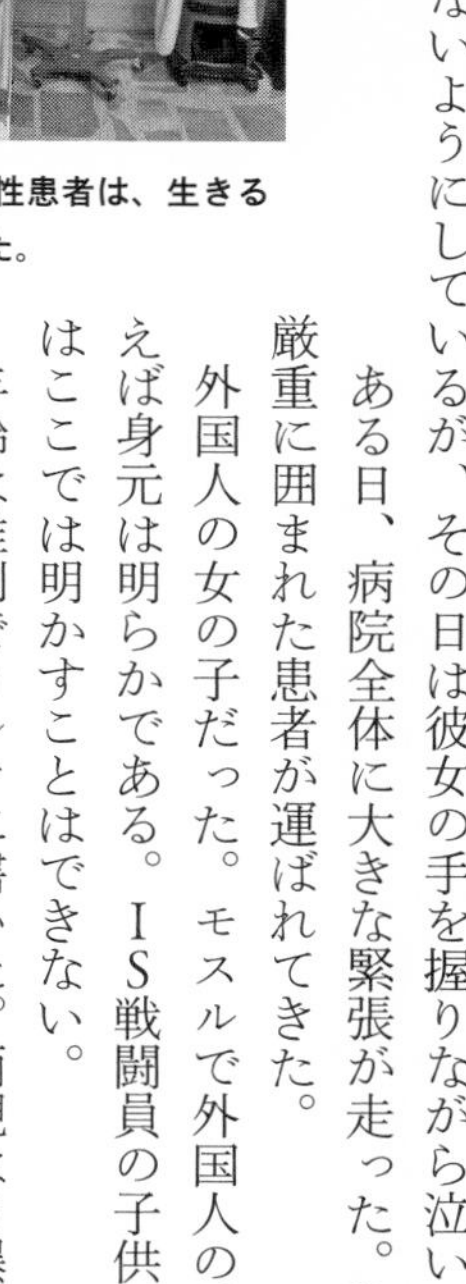

4人の子供と夫を失った女性患者は、生きることへの絶望を口にしていた。

まっていた。

シーツの向こうには、彼女にとって知らない世界が広がっていた。知らない大人たちが知らない言葉を使いながら、上から覗(のぞ)いてくる。

それから数日間は彼女を巡って、イラク人スタッフたちがてんやわんやだった。その子は女性病棟で入院させることにした。そして何とか恐怖を和らげようと、女性スタッフたちが入れ替わり立ち替わり世話を焼き始めた。彼女たちはぴったりと離れず監視をしていた男性警察官たちも追い払ってしまった。

何を食べてもいいように、パンやバナナ、ジュースに紅茶、色々なものを少女の前に並べ、時には口に運んであげた。彼女は泣いてばかりだったが徐々に食べたいものを口にするようになった。

ある時、一人の女性スタッフが手術室にいる私の元にやってきた。

「彼女が〝パミドーラ〟としきりに言っているのだけど、どんな意味なのかな」

そういえば、と私は思い出した。その子の出身国の言葉が分かる日本の友人に、その場でチャットしてみた。SIMフリーのスマートフォンを持参し、イラクでプリペイドを購入して使っていた。スマホは本当に便利だ。

「ポミドールという言葉があります。トマトという意味ですよ。確かに発音はパミドーラに限りなく近いです」

ビンゴだった。その子はトマトを美味しそうに食べたと、女性スタッフが嬉しそうに報告をしてきた。それからというもの女性病棟のスタッフたちは何度も私の元に足を運び、彼女の発する言葉の意味を求めた。

モスルを3年間も恐怖に陥れたIS戦闘員の子供に、スタッフたちは、心から優しく接していた。

ISは市民の平穏を奪い、厳しい戒律を課し、時には残酷な処刑も辞さない。市民たちの多くが、自分の家族または親戚の誰かしらを殺害されていた。

生活から自由を奪われ皆が傷ついていた。当然モスル市民にとって憎い相手であるに違いない。

その憎き相手であろうISの子供の世話に、モスル市民が一生懸命になっている。

手術室の男性スタッフたちも同じまなざしを彼女に向けていた。治療のため手術室に数日おきに運ばれてくる彼女に、スマートフォンでアニメ動画を見せて恐怖を和らげてあげていた。清掃係のおじさんにはいつも頭を撫でられていた。その子供に対するスタッフの一連の対応は愛そのものだった。

監視をしていた警察官たちは、病室からは追い出されてしまったものの、廊下で常に見張っていた。彼女が検査や治療で移動する時はぴったりと付いてくる。

そんな警察官の一人が、ある時めくれた毛布を彼女に掛け直し、その上からポンポンと優しく叩(たた)いているのを見た。

慣れてきたのだろう、その子も泣かない時間が少しずつ長くなってきた。

「今日もスミマセン、〝ナオ〟って何ですか?」

私は毎日のように日本の友人にその子供が話す言葉の意味を聞いていた。

友人には理由は一切話せなかった。ISに関連する患者の収容はとてもセンシティブな問題だった。

警察、米軍、人権団体、保護団体が複雑に絡む圧力のなか、私たちは独立した中立の医療団体という立場を守り通さなくてはならず、また混乱を避けるためにも彼女の存在を勝手に外部に明かすことはできなかった。

「んー、それは何だろう。ナナであればお母さんという意味だけど」

「お母さん」、そうかもしれなかった。

彼女は今日その言葉を繰り返し、病室で泣き続けているのだという。お母さんと離れてしまって何日が経つのか。会いたいはずだ。

お母さんはもうこの世に存在していないのだと誰が説明し、彼女はどのように理解していくのだろう。

怪我の治療を終え、MSFの病院を去った後の彼女の身柄はどうなってしまうのだろうか。ISの子供というレッテルは、どこまで彼女につきまとうのだろう。

これからどんな人生を送ることになろうとも、いつかこの病院で受けたイラク人たちの優しさと愛を知る時が来てほしい。

「ISの首都」ラッカにて

イラクのモスルがISから奪還された後、今度は世界の関心がシリアのラッカに集まった。イラクでモスル陥落が迫っていた2017年6月上旬、シリアでは米軍の支援を受けるクルド人主体の民兵組織、シリア民主軍が、シリア北部の都市ラッカの奪還作戦を開始した。

ラッカは、ISが一方的に「イスラム国」の首都と称していた。その後3年以上もの間、ラッカ市民たちを支配し続けてきた。

私は東モスルの派遣が終了し、数日間のみ日本に帰国した。本来ならば、一つの派遣が終了したら、体も精神もゆっくりと日本で休養を取りたいところである。今回は緊急派遣の依頼が重なり、そうはいかなかった。

しかもこの間には以前引き受けてしまっていた仕事に追われ、心身が休まることがなかった。

実家では少しでもエネルギーの充電に努めようと、両親とゆっくり言葉を交わす時間さえも犠牲にしてしまった。

7月23日に再び日本を出発。近隣国を経て28日に最終目的地、ラッカ県内の小さな街に到着した。ラッカ県の県都がISが「首都」とするラッカ市だ。ここから数時間も車を走らせればその激戦地に至る。

MSFはここで、ラッカ市内に残留している住民の被害者を対象にした外科プロジェクトを開始し、私は約2ヶ月の契約で派遣された。

ラッカでは「首都」を守るため、いまだ3000～4000人といわれるISの戦闘員が活動していた。米軍主導の有志連合は激しい空爆を連日加えていた。

市内では一般市民5万人が身動きの取れない生活を強いられていた。IS戦闘員にとって彼らは「人間の盾」でもあった。

市民を待ち受ける運命は二つに一つだった。

空爆か地雷か。

ラッカ市内にとどまる限り、ＩＳからの奪還作戦による空爆や砲撃を受ける危険がある。その危険から逃れるには、ＩＳが張り巡らせた地雷原を通らなくてはならない。

私はラッカの脱出に成功したある男性の話を聞き、背筋が凍った。

25歳の彼は、妻と、産まれたばかりの子供を抱えていた。生後７日目だ。奪還作戦が始まり、彼の子供は空爆の音が聞こえる中で産まれた。

彼は妻と、産まれた赤ん坊を守る道を模索した。そして地雷原を渡ってラッカを脱出しようと決断した。

決行日の夜９時。彼は、噂レベルで仕入れた情報だけを頼りに、一本の線を辿るように歩きながら出発した。彼らがどのように歩いていたのか、私の前で見せてくれた。片足を一歩出し、もう片方のつま先を前の足のかかとまで持ってくる。

蟻が歩いているような進み方だ。踏む地面の面積を最小限にしなくてはならなかった。赤ん坊が泣いてしまえば、どこに潜んでいるかも分からないＩＳのスナイパーに家族ごと撃たれる。

産後７日目の母親は赤ん坊を抱え、彼の後ろについた。彼が赤ん坊を抱いてはならなかった。彼がもし地雷を踏んでしまった場合、爆破を受け止めるのは彼一人でなければならないからだ。

地雷とＩＳスナイパーの恐怖と闘いながら安全地帯に足を踏み入れた時には早朝4時になっていたという。

私は日本で産婦人科に3年間勤めた経験がある。自然分娩（ぶんべん）では生後5日目に、帝王切開では7日目にお母さんと産まれた赤ちゃんたちが退院する。家族や友人からの祝福を受け、幸せと笑顔に包まれ退院していく母と子の姿を毎日見ていた。

初産から7日目に、赤ん坊を抱えながら地雷を踏むかもしれない地獄の脱出を試みた若い夫婦の姿を誰が想像できよう。

実はこの体験談を聞かせてくれたのはＭＳＦの通訳をしていた男性だった。

閉じ込められていたラッカ市内には、彼の親しい仲間がたくさん残っている。ＩＳに支配されている間、お互いに手を取り合って、助け合ってきた。だからこそ誰にも言わないで脱出してきたことに心を痛めていた。

ＩＳに計画が漏れればどんな処罰が待っているか分からない。かといって自分たちだけが助かってよかったのか。

日々自らを責めつつも、せめて病院でＭＳＦと市民をつなぐ通訳として働くことで、ラッカ市民のために役に立ちたいと彼は話した。

地雷被害者の共通点

8月2日の夕刻、チームメンバーたちと宿舎で夕食を取ろうとしていた。地雷の負傷者が運ばれてくるという一報が入り、病院へ向かった。

宿舎と病院の距離は車で10分ほどだった。結局その日は負傷者の手当てで夕食は手つかずのままとなってしまった。

ラッカで収容する地雷被害には、いくつかの特徴があることに気づいた。まず、一度に運ばれてくる患者全員が同じ一族であること。脱出は家族・親戚ぐるみで決行するからだ。

運ばれてくる中でだいたい一人が亡くなっている。ほとんどが先頭を歩く一家の主(あるじ)だ。その後ろを歩く二人目も亡くなるか、もしくは四肢の切断、内臓の損傷といった重傷を負う。列の後方になるに従い、傷が浅くなっていく。

この時も、運ばれてきた三人のうちの一人の女性が到着時には亡くなっていた。生き残ったうちの一人は60代の男性で、右わき腹が大きく抉(えぐ)れ、肝臓が損傷し、生死の境をさまよっていた。

もう一人、22歳のファティマという名の女性の全身には爆破痕があり、右足の脛(すね)から下がつぶれていた。二人は父と娘で、亡くなったのはファティマの母親だったと後から聞いた。

救急患者の対応に追われるスタッフ同士の怒声。治療が優先されず、対応を保留にされている患者たちのうめき声。軽傷ですんだもののショックから廊下で泣き叫んでいる者の声。

医療者が不足しているなか、さらに物品や薬剤も限られ、それでも効率的に動かなければならない。また人の命を預かっている以上、ミスは絶対に許されない。慎重に、検査、輸血の準備、手術の準備などを行っていく。

新たに3人の地雷患者が運ばれてくるという情報が入った。今は絶対的に手が足りない。軽傷であることを祈るしかない。

私はイエメンにいた時に一度、手術をしている外科医の手を止めたことがある。

「先生、その子のお腹(なか)、閉じることができるなら閉じて！（救急室の）患者がショック症状を起こしてる！」

手術室で空爆で腸を負傷した子供にメスを入れている時のことだった。救急室では腹腔内出血を疑われる患者がショック症状を起こしていた。

実際には、開腹してみないと正確な出血部位や出血量は分からないが、状況からして、一刻も早く手術を始め、出血を止めなくては命が危ない状態だと判断した。

すぐに患者を入れ替え、緊急手術を行ったが、銃弾による内臓の損傷が激しく、輸血をもってしても出血の量が多く、結局助からなかった。

活動中、頭の中では常に〝予想外〟を想定する。今、手を止めてもよい患者、絶対に止められない患者。

また、忘れてはいけないのは、優先度が高くなく、治療が保留されている患者の存在だ。決して治療が不要なわけではない。本来ならば早く治療しないと、感染のリスクが高まり、重症化する恐れもある。

手術室で働く私は、救急室と常に連携を取りながら、刻々と変わる全体の状況を把握する。その都度、対応できうる中でのベストを考えて回していかないといけない。

結局その夜は時間差で合計13人の地雷被害者が運ばれ、一睡もできない夜となった。朝になり、一度宿舎に戻ってシャワーと朝食を済ませ、また病院に戻った。

女性のお腹に赤ちゃんがいた

数日前に地雷で右足を切断した22歳のファティマが、今日も叫んでいる。手術以来、私たちは彼女の痛みをコントロールすることに苦心していた。

彼女は痛くて叫んでいるのではなかった。叫びの原因は恐怖だった。

彼女に少し触るだけでも叫び、泣き続ける。私たちは彼女の緊急手術を行い、右足を失ったものの、命はつなぎとめた。しかし彼女が今、一人で闘っているもの、これから闘っていくもの。そこに誰が手を差し伸べられるのか。

ここには、彼女の心の苦痛をサポートする心理療法士がいない。

失った足をもう一度取り戻してくれる義肢装具士がいない。

その義肢を使って、もう一度彼女が歩けるようにサポートする理学療法士がいない。

母親は亡くなり、父親は今も生死をさまよっている。そして彼女には帰る家がない。

彼女は、報道にもならない世界の片隅でもがき続け、傷を治す以外に何もできない私たちは憤りという壁にぶつかる。

ある日、空爆被害で25歳のカディージャという女性が運ばれてきた。足と腕を負傷している。腕が特にひどい。整形外科医の指示を待つまでもなく、手術の準備に取り掛かる。血液検査、輸血の準備など、それぞれが動き出した。

手術室に運び出す段階で、彼女は妊娠していると誰かが言い、みんなの動きが止まった。お腹に赤ちゃんがいる場合、その命を守るために母親に全身麻酔は使えない。

麻酔科医が悩んだ。全身麻酔を避ける方法はある。ただし、別の麻酔方法では、これから行う手術内容や時間に耐えうるかどうかが分からなかった。

隣の病棟で診察をしている産婦人科医に、赤ちゃんの状態の診察を依頼した。状況によっては、手術を見合わせなくてはならないかもしれない。整形外科医は焦っていた。彼女の腕は開放骨折といって、早く手術をしないと感染のリスクが高い状態にあった。

お母さんと赤ちゃん。整形外科医、麻酔科医、産婦人科医。誰が、何を優先するべきか、という問いだった。母親のお腹に赤ちゃんはいた。妊娠５ヶ月だった。ただし診察すると、小さな命はすでに絶えていた。

結局私たちは全身麻酔を使って彼女の腕と足の手術を行うことになった。亡くなった赤ちゃんは、後日陣痛誘発剤を使ってお母さんのお腹から取り出さなくてはならない。

果たして彼女はそれを受け入れられる精神力を持っているだろうか。

早朝の訪問者

夢の中で発砲音と怒鳴り声がどれくらい続いただろうか。連日の緊急手術で深夜や明け方まで仕事が続き、いったん帰宅してベッドで眠りにつくと、翌朝はたいてい目を覚ますのが辛い。ましてやこの時はまだ朝の4時だった。

怒鳴り声が聞こえた。段々と大きくなり、物を乱暴にガンガンと破壊しているような音がする。はっと目が覚め反射的に飛び起きた。

音がしているのは夢ではなく、現実の世界だった。

裏門だ……。裏門で何かが起きている。

MSFがスタッフ用に借り上げた民家だった。大きな家には八つほど部屋があり、私は二人部屋を与えられていた。

カナダから来た60代の看護師、キャサリンが私のルームメートだったが、部屋の中があまりにも暑いため、彼女は敷地内の庭にマットレスを敷いて外で寝ていた。

私も当初、彼女や他のメンバーとともに庭で寝ていたが、外気がひんやりと気持ちよい代わりによく蚊に刺された。また万が一銃弾が飛んできた時のことを考えると屋根や壁のない場所では熟睡できず、汗だくになってでも室内で寝る方がまだ安心できた。

実は私とキャサリンの部屋は、何か緊急事態があった際などに避難場所として集まる「セーフルーム」として指定されていた。このようなセーフルームは宿舎や事務所、病院など私たちが出入りする各場所に必ず設けられる。

セーフルームは安全でないといけない。私の部屋の窓の外側には土嚢(どのう)が積まれ、風や光が完全に遮られている代わりに、たとえ銃撃や空爆が近くで起きても、衝撃で窓ガラスが割れないようになっていた。

こんな早朝に一体、何が起きたのか。

2017年8月、シリアでは政権軍と反体制派の戦いに加え、ISが強権支配をしているラッカの奪還作戦が始まり、混乱の真っただ中にあった。

ただし私たちが拠点にしていた場所は当時、いずれの混乱からも距離があり、突発的な戦闘は考えられなかった。

シリア内戦の勃発以降、この街を支配するグループは幾度も変わり、その都度各グループの制定する規則に市民は翻弄されてきた。現在は、クルド人部隊「人民防衛隊」（YPG）がこの一帯を支配することで落ち着いていた。

私は咄嗟に開け放しになっていた部屋のドアを閉め、ドア越しに何が起こっているのかを探った。同時に、ベランダや他の部屋で寝ていた仲間たちが私の部屋に集まってくることを期待していた。

鉄筋を叩くような激しい音がした。裏門を壊そうとしているのではないか。

全身に戦慄が走る。何者かがこの家に侵入してくる。この部屋には隠れるところがない。ドアの後ろ側で、上半身を丸め、うずくまるような姿勢で、携帯電話だけは無意識に片手に握りしめていた。

15秒、30秒……、誰も私の部屋にやってこない。

私は内側からドアの鍵をかけた。

ドアは内開きだった。万が一開けられた際、自分の体がドアの後ろ側になって死角に収まるよう、壁に体をへばりつかせた。

その時だ。私の部屋のドアがガンガン蹴飛ばされた。

その振動が私の体の隅々に伝導した。

音と振動はやむことはなかった。両手で胸を押さえる。

ドアを壊すまで蹴り続けるに違いない。

だったら……。

この時、私の頭が瞬間的にクリアになった。自らドアを開ける行動に出た。

今振り返っても、なぜそのような判断が働いたのかが説明できない。ただ私は、正体不明の連中は、どんなに私が立てこもったとしても、ドアを蹴破ってでも侵入してくるに違いないと判断した。そこで、自らドアを開け、協力姿勢を見せた方がよいと思ったのだった。

まず、こちらからドアを開ける意思を示すため、鍵を開ける音をわざと立てた。相手の蹴る行為が止まった。

そして……。

元々鍵穴にささりっぱなしの銅色の鍵をゆっくりと解錠方向に回した。

本当に開けてしまってよいのか。

相手も静寂を保っている。鍵が音を立てて開いた。いよいよドアを開ける。

私は左手を頭上に上げ、右手をドアノブにかけた。

その右手でゆっくりとドアノブを回す。

ドアを開けた。同じ瞬間に、ドアノブを摑んでいたその右手をすぐに頭上に上げ、ホールドアップの状態で私は相手に自分の姿をさらした。私はぎゅっと目をつむり、顔はうつむけていた。

その姿勢を保ち、目だけ、ゆっくり開く。まだ暗い明け方の廊下で、私の目に映ったのは、目出し帽で完全に顔を隠した、迷彩服姿の10人ほどの連中だった。

銃口は向けられてはいない。これが、何よりも命が助かった、と思えた瞬間だった。

私は心の中で大きく息をつくが、ホールドアップの姿勢は崩さなかった。

「アラブ人か？」

「違います」

たった一言、アラビア語でこのやり取りがあり、相手は意外にもあっさりと立ち去った。

助かった。

その後、命の危険が過ぎ去ったという安堵感と、状況が理解できない混乱がない交ぜのまま、部屋に一人取り残された。もう二度と経験したくないと思う一方、このような現実が起こりうる世界にきているのだという事実を受け入れた。

激しく、鼓動する心臓に手を当てた。何度紛争地に派遣されようとも、このような恐怖に決して慣れることはない。

後に、この騒動は、シリア当局の捜査の一環だったことが分かった。彼らの検挙リストの一人が私たちの官舎の近辺に住んでいたが、見つからなかったため周辺の捜索に出たという。

この奇襲によってこの街で7人の逮捕者が出た。他の仲間たちはそれぞれの場所で床に這ったりしながら隠れていた。外で寝ていたものは真っ先に騒ぎの音に気づき、瞬時に身を隠すことができたという。

この話は、自分たちが捕まらなくてよかった、という単純な話ではなかった。住民たちはISだけでなく、警察からも重圧を受けながら日々の生活を営んでいるのだ。陽が昇り、数時間後に私たちは通常通り病院に出勤した。

同じように出勤してきたシリア人スタッフたちは、疲労で衰弱し、数人で固まって泣いている者もいた。私たちの宿舎のように多くの家でこのような抜き打ちの奇襲があったらしい。住民はもう、本当に弱っていた。

空爆で破壊された建物がもはや珍しくない風景の街に生き、たくさんのグループの勢力争いに翻弄(ほんろう)され、ラッカからこの街に運ばれる市民は地雷で腕や足がちぎれていて、誰が抜き打ちで逮捕されるか分からない生活に疲れていた。路上には学校に行けない子供と、仕事を失った大人たちがあふれている。

終わりのある私、ないシリア人

9月に入った。到着してから1ヶ月以上が経っていた。

体が限界だった。外気温は50度、モスルと違ってラッカの宿舎には冷房がない。不眠不休が続く私たちは、15分あればそれは睡眠にあてるべきだった。

だけど猛暑が眠りにつかせてくれない。夜になると、蚊やダニに刺された箇所が気が遠くなるほどに痒(かゆ)くなる。体中、軽く200ヶ所くらいは刺されていた。

緊急コールがかかった際にはアドレナリンが放出されるが、帰ってくる時には疲労困憊(こんぱい)でぐったりする。神経も参っていた。体は何とか動かせても思考力が低下し、記録などの脳を使う仕事でのミスが多くなった。今のうちにSOSを出さなければならない。

だけど、誰に？

疲れているのは私だけではない。外科医師も麻酔科医師も同じだ。二人の疲労は私以上かもしれない。体重は47キロから41キロになっていた。

「僕があとはやっておくから、ＹＵＫＯはもう帰って休みなさい」

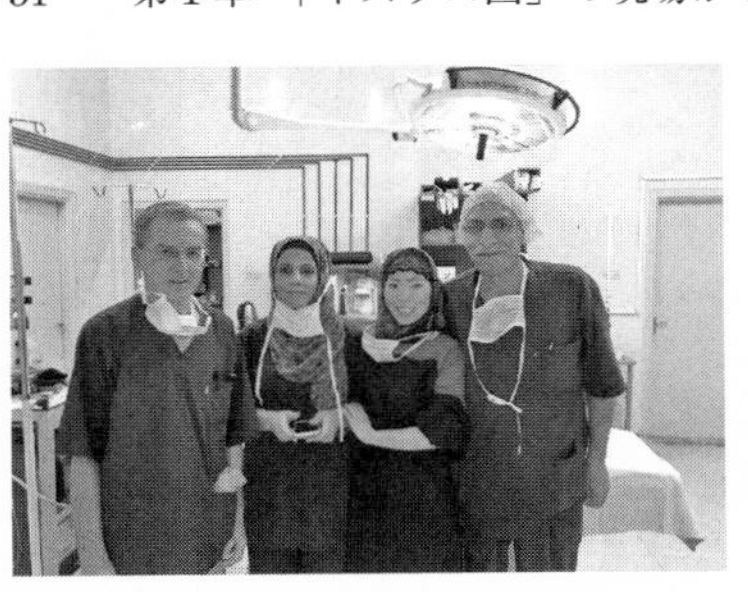

左からイタリア人麻酔科医シモン、地元シリア人スタッフのカディージャ、著者、地元医師のモハマド（シリア・ラッカ）。

ある日シモンが言った。「帰って休む」という響きがこんなにも魅力的だったことはない。

60歳のシモンは、イタリア人で主に小児を扱う麻酔科医だ。赤く丸いスポンジを鼻につけながら病棟を回り、子供たちを笑わせていた。

「子供たちは、俺の顔を見るだけで泣くんだけどシモンだと泣かないんだよなぁ」

外科医師がよく苦笑いをしていた。

その日は、私の体を心配したシモンが私を帰してくれた。リーダーへの報告や車の手配もすべてやってくれた。それを自分でできないほどに疲れきっていた。

私がいなくなったら手術室は回らなくなるかもしれない。今まではそうした心配があったから、手術途中で帰ることなどできなかったが、その日は自分でも少し休まなくてはならないレベルだと感じていた。平時なら頭に浮かぶことも考えられなくなっていた。

ここのところ気づくと、泣いていることが多くなった。夜、スタッフに隠れ、カレンダーを眺めていると涙が頬を伝っていた。

宿舎に帰り、汗だくのまま瞬間的にベッドに横になった。

携帯電話が鳴って目が覚めた。外科医師からだった。

「少し休めた？　緊急入ったんだけど、来れる？」

2時間は寝ただろうか。その日は病院に戻るつもりはなかった。エネルギーが残っていなかったからだ。手術室にはシリア人の看護師が二人いるはずなのだけど、外科医が電話をしてくるからには私が行かなければならない理由があるのだろう。

「今から行く」とだけ言い、重い体を引きずるように病院に向かい、手術室で何が起こっているのか、状況判断をしようとしていた。

その時だった。

「何でＹＵＫＯを呼んだんだ！」

シモンが現れるや、宿舎で休んでいるはずの私がいることに驚き、インド人の外科医師に怒鳴った。

「緊急が入ったのだから呼ぶのは当たり前じゃないか」と彼は言い返す。二人とも熱くなっていたため、言い争いは一向に止まらなかった。

「私は大丈夫だから。この手術が終わったら帰るから」

私は泣きながら二人の仲裁に入った。

二人のシリア人看護師が何事かと寄って来た。医師の二人が喧嘩(けんか)し、そのそばで泣いている私を見てうろたえている。

その看護師たちの姿を見て気づいた。30代前半のカレッドと20代半ばのマフムード。カレッドには子供が二人いる。彼らの心身も限界がきているに違いない。

彼らシリア人たちも苦しい生活をしながら、地雷や空爆で手足がちぎれ、血だらけで運ばれてくる国民のために頑張っているではないか。彼らはどんな気持ちで患者たちを収容し、またどんな気持ちで毎日を過ごしているのだろう……。

私の辛さには、帰国という終わりがある。私より、もっと辛いシリア人たちが頑張っているのに、終わりのある私が弱音など吐いてはいけないのだ。

私は泣くのをやめ立ち上がった。

その日から帰国までの間は何度もシモンに支えられた。

「15分でいいから少し休みなさい」

「今日はもう帰りなさい」

ある日、彼が手術室内の物品倉庫をウロウロしているのを目にした。そこは私の場所といってもよかった。私がすべての物品や薬剤の在庫を管理していたので、私以外で出入りする者はほとんどいない場所だ。シモンはそこで何をしているのだろう。とはいえ私は忙しく動き回っていたので、気に留めている余裕はなかった。

「YUKO、ちょっと」

とシモンに例の物品倉庫に呼ばれた。

中に入ると、そこにはあるはずのない椅子が二つと、段ボールのテーブル、その段ボールの上にはサンドウィッチとジュースが置いてあった。

「一緒に食べよう」

夕方5時。私たちは昼食をまだ食べていなかった。

普段、昼食は病院の休憩室でとっている。

ただし、途切れることなく患者が運び込まれる手術室では、ドアの向こうのたった30秒ほど先の休憩室にさえ辿り着けない。

また手術室の中は衛生管理上、食べ物を持ち込んではいけない。それは手術室を統括する私が厳しく取り締まる立場にあった。

その時のシモンの計らいに、涙があふれた。

食事を持ち込むことは、本来禁止されているが、誰が咎めよう。

シモンの支えがなかったら、前のめりに倒れ込んでしまうような毎日だった。一日だけでも体をゆっくりと休められれば、この先の一ヶ月を頑張れるのに……。何度もそう思ったが、空爆や地雷は、一日たりとも私たちに休みを与えてくれなかった。

朦朧としながら仕事をし、自分が自分ではないような感覚で日々を過ごした。心のエネルギーをどうにかして保つことが日々をこなす鍵だった。

静かで、巨大な怒り

9月27日の現地最終日。

毎度のことではあるが、私は昔から人に「さようなら」を言うのが辛く、苦手だ。もう二度と会うことはないかもしれない。

一緒に働いたシリア人の医師や看護師、そしてまだ現地に残って活動を続けている海外派遣スタッフ。なるべく感情を込めずにシンプルに去りたい。

特にシモンの顔を見たら、それだけで泣いてしまいそうだ。シモンも同じ気持ちだったのだろうか。お互いに一言、二言をシンプルに交わしたのみで、ドラマティックな別れにはならなかった。

病院はその日も相変わらず忙しかったため、全員とさようならを交わす時間はどちらにしろ取れず、それが私にはありがたかった。

帰りの旅路では何度も車を乗り継いだ。その間は広大なシリア北部の美しい景色を見ながら、この2ヶ月を振り返っていた。何人の患者の血と涙を見てきただろうか。

私は、一人の顔を思い浮かべていた。日本に帰国してからも、思い出し続けなくてはならない顔だった。

空爆で手と足を負傷し、妊娠５ヶ月の赤ちゃんを失ったカディージャ。私が思い出していたのは彼女の父親の方だった。

カディージャはその後しばらく入院生活が続いた。後から駆けつけてきた両親は24時間付き添って、二人で彼女の世話をしていた。とうとう夫と思われる男性が現れることはなかった。彼女が受けた同じ空爆で命を落としていたのだ。

彼女の傷は順調に回復していった。両親に温かく介抱されるなかで、笑顔を見せるようにもなった。私が彼女の部屋を訪問すると、彼女は、唯一動かせる片腕だけを使って起き上がる。お母さんも背中に手を当てて手伝う。

（ああ、痛そうだね。ゆっくりでいいよ）

心の中で声をかける。私にはカディージャが何をやりたいか分かっている。やっと上半身を起こした彼女は、動かせる方の左腕を私の首にかけ、私の顔を引き寄せて頬にキスをした。

私もお返しをする。これがカディージャと私の朝の日課になった。それを見守る母親がとても嬉しそうな顔をしている。

カディージャの父親だけは、いつでも無表情だった。ただただ、彼女の世話だけに気持ちを集中しているといった感じだ。

大勢の患者や付き添いが集まるなかで、一種のコミュニティと化す病院では、通常は自然に人と人との会話が発生するものである。それはポジティブな会話だったり、辛さを分かち合うものであったりするが、どんなものであれ、人は隣にいる誰かと会話をするものだ。

この父親は誰とも会話を交わさない。水を汲みに行き、食料を調達し、娘の体を動かす手助けをする。娘の繰り返される手術のたびに、彼女の病室で待てばよいものを、椅子のない手術室の前で、彼女が出てくるまでじっと黙って待っている。

彼は鬱でも心神喪失でもない。彼は巨大な怒りを放っていた。

娘と妻の笑顔の向こう側で渦巻いている彼の怒り。

この怒りを彼は誰にぶつけたいのか。

彼の怒りを世界はどこまで知っているのか。

彼が自ら発信できぬならば、それは私が世界に伝えていかなければならない。

第2章
看護師になる
日本&オーストラリア編

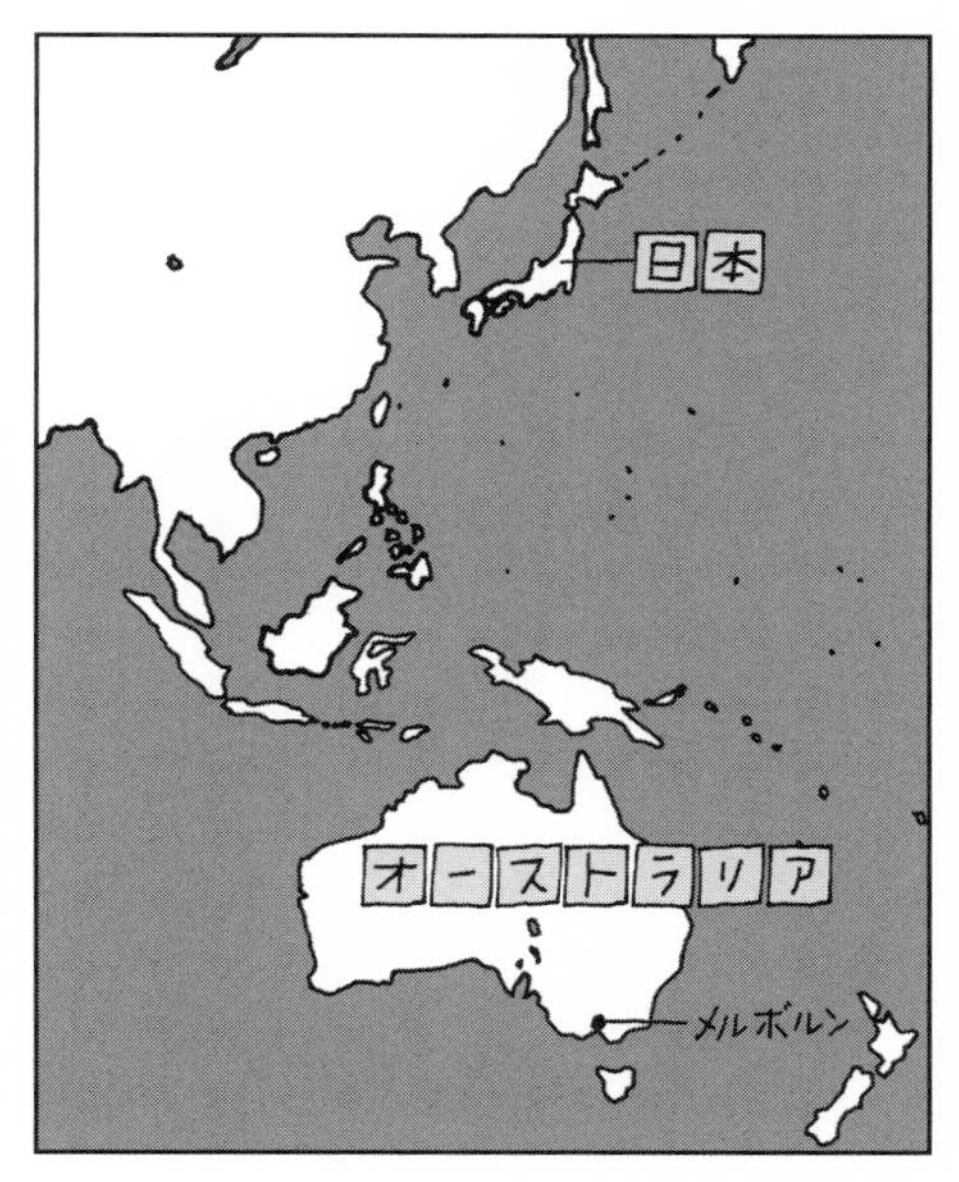

7歳で「国境なき医師団」を知る

世界の混沌を象徴するようなシリアやイラクで、紛争地医療に従事している。時には、地雷に巻き込まれて足を切断した患者の手術に立ち会い、または、空爆で家や家族を失った患者の心のケアをする。

そんな話を同世代の友人にしていると、私が特別な存在であるかのように思われることがしばしばある。外国語を流暢に操り、医療知識が豊富で、なにより使命感に燃えた女性というイメージ。語弊があるかもしれないが、それは「強い女性」と言い換えてもいいと思う。

だが、それは違う。体力にことさら自信があるわけでもない。身長は152センチ、欧米のスタッフに囲まれるとひときわ小柄である。力仕事は当然、後れをとる。辛いことがあれば心を痛めるし、海外派遣スタッフとの間で言葉や文化の壁にいつも悩まされる。

血と涙と、人々の負の感情にあふれる現場に居合わせると、やっていられないと思うことだってある。やりがいはもちろんあるが、過酷な職場だと思う。

では、私が、どうして「国境なき医師団」で働き出したのか。

この章では私の半生を述べたいと思う。

あれはまだわが家が改築をする前の古いリビング。当時のテレビはリモコンなどなく、ダイアル式のチャンネルの時代だった。テレビはすごく小さく、棚の上の少し高い位置に置かれていた。私が7歳の頃の記憶だろう。日曜日の夕方だったような気がする。

何気なくある番組を見ていた。その時に、私の人生を変える出来事があった。

「国境なき医師団」

初めて、この文字をテレビで見た。

おそらくドキュメンタリー番組だったのだと思う。正直言うとその内容は覚えていない。アフリカ関連だったような記憶もある。番組の最後に「協力・国境なき医師団」という文字が現れた。活動内容は理解していなかった。

医療には本来国境などない。そんな志のもと、医療を提供している人たちがいる。

そうした医師たちの存在に憧れに似た思いを、あの頃の私が抱いたことは覚えている。

本当に普通の子供時代を過ごしたと思う。家電の部品製造の自営業を営む両親と、祖父・祖母のいる家庭。2歳離れた弟が一人。住まいは埼玉の田舎。家の裏は竹藪（やぶ）の斜面になっていて、その下には近所のお肉屋さんが管理する牛小屋があった。

自営業を営んでいた両親の仕事場は、自宅の一画にあったので両親は毎日家にいた。ただ二人とも仕事場にこもっている。学校から帰るとまず祖母におやつをもらい、その後弟も私も勝手に遊びに出かけたり友達を家に呼んだりと本当に自由に過ごした。

本も大好きだった。学校や市立図書館も大好きだったが、家には母親が買ってくれた本がたくさんあった。今から思えば、何か影響があったのかと思うが、戦争に関する本や、中国、ソ連、欧州を舞台にした本が書棚には揃っていた。

当時、影響を受けた戦争映画もあった。『ビルマの竪琴』という終戦前後のミャンマー（当時・ビルマ）に駐留していた日本兵部隊を描いたものだ。これは小学校4年生あたりに観たように思う。

今でも忘れられないシーンがある。部隊長は音楽家で、部下の隊員たちに歌を教え、時間があれば自ら指揮を執りみんなで歌を歌っていた。

ある日、宿営地が敵軍に囲まれてしまう。絶体絶命の時に、隊長が指揮を執り、部下たちに歌うように命令する。その時、包囲をしていた敵兵たちもそれに合わせて歌を歌い始めた。

人間は本来、憎しみ合わなくても仲良く共存できるのではないか、と思った。なぜ殺し合うのだろう、と本当に不思議に思っていた。

看護師になりたい

中学、高校時代は将来どんな職業に就きたいかといった明確な目標はなかった。景気がよく、高校を卒業したら大学に行かず就職する人も多かった。

私は就職率の高い商業高校に入ろうと思った。選んだ高校は、私の成績だと推薦入学、つまりは面接のみで入れ、周りの同級生たちのように一生懸命受験勉強を頑張らなくてもよかった。正直に言うと、制服がその地域一帯で一番かわいく、このような理由だけで高校を決めてしまった。

入学してからは部活動に打ち込んだわけでもなく、学校帰りには友達とお茶したり買い物をしたり、ファストフードやスーパーでのレジ打ちのアルバイトもやっていた。

高校3年生になると、急に就職活動の雰囲気が漂い始めた。教室の一画に膨大な就職情報の資料が積まれるようになり、クラスメートは休み時間のたびにそこに群がった。

気になる企業を見つけては就職指導の先生に相談し、夏休みには各企業の就職説明会に出かけていった。だが、私には就職活動がどうしてもピンとこなかった。かといって大学や専門学校に入って勉強したいという明確な目標もない。

高校3年の夏が過ぎると、就職が内定してはしゃいでいる同級生の姿が増えていった。決して働きたくない、これ以上勉強をしたくない、といった理由で何もしないわけではなかった。何かをやりたい。でも、それが何なのか。17歳の私の頭の中に具体的に見えなかった。

焦っていないといったら嘘になる。でも、いつか何かが見つかるだろうという、不思議な自信のようなものがあった。

そして、その時がやってきた。

ある日、クラスメートの一人がこのように話しかけてきた。

「私ね、看護師になりたいの。今そのために看護学校選びをしているんだ」

深く何かを考えたわけではない。でも自然とこう答えていた。

「私も！　私も看護師になりたいの！」

そうだ、私は看護師になりたかったんだ。やっと分かった。やっと出会えた。私が求めていた職業は看護師だった。きっと昔から。この瞬間、パズルのピースがぴったりと収まったように感じたから不思議だ。

看護師になると決めたら、もう看護師になることしか頭になかった。ただし、そこからが大変だった。商業高校というと、数学や英語など一般科目の授業の代わりに簿記や情報処理などの科目を多く勉強するため、看護学校を受験するレベルの学力はない。先の彼女は早くからアカデミー塾なるものに通い、看護学校の受験に備えていた。4ヶ月後に受験をしなくてはならないのに、どうしよう。

ところが、ある時、すーっと目の前に道が開けた。なんと自宅から電車で三つ目の場所に定時制の看護学校が開校されていたことを知ったのだ。通常、看護学校は3年制であるが、その学校は定時制だったため、半日を学校指定の医療機関で勤務するということが入学条件だった。

残り半日を授業に充て、計4年かけて卒業することになる。入学試験も全日制の看護学校に比べてハードルが低い。

私の学力レベルでも無事に合格し、晴れてその定時制看護学校の第3期生として入学することができた。

かじりつきながら学ぶ

やはり働きながら勉強するのはきつかった。学校が午後1時に終わり2時には勤務に入らなくてはいけなかった。学校は車通学を禁止されていたのでバスと電車と自転車を乗り継いで1時間かけて通う。昼食を食べる時間もなかった。

学校の休みは土日だったが、容赦なく勤務が入った。家での勉強は宿題がやっとで、復習などをする余裕はない。家で勉強をするくらいなら本当は、遊びに行きたかった。そこはまだ高校を卒業したての10代。商業高校時代の同級生たちはそれぞれ企業に就職したが、みんな給料もあり、彼女たちのアフターファイブや土日のフリータイムが羨(うらや)ましかった。

週末のドライブや、旅行に、最初こそ誘われていたが、断り続けるうちに次第に声もかからなくなった。この4年は本当に長かった。

でも看護師になりたいと思う気持ちは変わらなかった。

その頃、看護学校のクラスメートを相手に「国境なき医師団に憧れている」ということを口にし始めた。でもそれは私だけではなかった。国際協力やボランティアに興味のある同級生たちは他にもたくさんいて、お互いにそんな話をしていたに過ぎない。

さて、私は赤点をよく取る生徒だった。追試、時には追追試を受けていたが、勉強をなめていたと思うとしか説明がつかない。看護師になりたいと思う気持ちは強いのに、勤務で疲れてしまったことを言い訳に勉強をサボっていた。

しかもたちの悪いことに、「こんな勤務スケジュールでは勉強なんかできなくて当たり前なのだ」と堂々と開き直っていた。

しかしそんな私にも4年生になってから、嫌でも国家試験という現実が迫ってきた。受験4ヶ月前、12月に入ったあたりでようやく目が覚めて猛勉強を開始した。

看護師国家試験の合格率は例年約9割だ。「普通に勉強していれば受かるよ」と教員も先輩たちもよく言っていたが、今から思うと、国家試験の対策は要領である。何年にも遡（さかのぼ）って過去問と睨（にら）めっこしていれば、出題者が引っ掛けたいことが見えてくる。

すべては4択なのだが、だいたい同じようなパターンが浮き出てきた。そして副校長の「迷ったら3番を選びなさい」というアドバイスにも従った。

こんなインチキ対策で乗り切り、無事に国家試験にパスした。

「手術室看護師」は職人仕事

1996年、看護師の資格を無事に取得し、車で5分ほどで通える近所に新しくできた外科を中心とする医療施設に就職をした。ここで3年ほど勤務をした。

この間、看護師になって本当に良かったと思いながら毎日仕事をしていた。患者の生活や人生を、看護という形でサポートする仕事が大好きだった。

看護の世界は上下関係が厳しく、もちろん仕事も厳しい。しかし、新人の私はスポンジのように新しいことを吸収していった。特に手術室の経験は新鮮だった。

病院には、通常、患者が病棟で目にする看護師——入院患者の健康状態を日々チェックし、投薬や食事、そして入浴や排泄の補助を行う——の他に、手術室というクローズされた場所で働く「手術室看護師」がいる。

手術室看護師は、外科医、麻酔科医、臨床工学技士たちとチームを組んで、手術室に運ばれてきた患者の手術のサポートを行う。現在私がＭＳＦで主に担当しているのも、この仕事なので少し詳しく説明したい。

手術室内には滅菌を厳重にするエリアとそうでないエリアがあり、これによって、手術室看護師は「器械出し看護師」と「外回り看護師」という、二つの役割に分かれる。

滅菌されたエリアを扱うのが器械出し看護師で、そうではないエリアを扱うのが外回り看護師だ。

手術を受ける患者の体内には雑菌が入ってはいけない。そのため、手術に直接携わるスタッフは滅菌されたガウンや手袋を着て、滅菌された器具や物資以外のものを触ることはできなくなる。こうして行動が制約された医師たちの補助を行うのが器械出し看護師だ。

テレビドラマの手術室シーンで外科医に「メス」と言われてそれを手渡す看護師といえば、分かりやすいかもしれない。

もっともテレビでみると実に簡単そうだが、実際は医師の動きを予測しておかないと指示に対応できず、広い視野や様々な器具への知識も必要とされる。

一方、外回り看護師は、外科医や器械出し看護師を「周囲から」サポートをする。手術ではたくさんの医療機器を使うが、手術の進行に合わせて操作を行ったり、必要物品や薬剤を準備したりする。

また患者につながれたモニターから読み取れることを医師に伝えたり、その他ライトや室温を調整したりするなど、経験値が高くないと任せられない仕事だ。

どちらの仕事にしろ、手術中は少しのミスが患者の命に影響を与える可能性があり、非常に神経を使う。長時間立ちっぱなしも多く、緊張や疲労が強い仕事だ。ゆえに、何のトラブルもなくスムーズに手術を終えた後は本当にやりがいを感じる。

なお、MSFが求める手術室看護師は、「器械出し看護師」「外回り看護師」の役割を備えつつ、さらに手術室全体の看護師長としての立場も求められる。特に紛争地では人数が限られるため、臨機応変に対応しなければならない。

手術の進行状況を把握し、救急室、病棟と連携しながら緊急手術の受け入れや人の配置などの計算ができる能力も必要となる。現地で雇用する手術室スタッフ一人ひとりの指導、教育を含めた人材管理や、物品、薬剤管理までも行う。

話を戻せば、当時勤めていた病院の勤務システムは、日によって変わるローテーション制だったので、病棟も外来も、そして訪問看護にもバランスよく携わることができ、部署ごとに形の変わる看護の仕事に、幅の広い面白さと素晴らしさを体感していた。

1999年、卒業して3年が経ち、看護師としてもそろそろ一人前になったという自負があった。この頃は給料も上がり、学生時代にあんなに切望していた遊びや旅行も有休を使いながら自由に楽しんでいた。

そこに、少女時代の感情を呼び覚ます、ニュースを目にした。

「国境なき医師団、ノーベル平和賞受賞」

ハッとして体が熱くなった。体中の血液がせわしなく、動き出すのを感じた。

私が小さい頃から尊敬している団体が素晴らしい賞を取った。1971年創設以来、28年間の人道援助活動が評価されたという。

経験を積み、それなりの看護師としての自負心を持っていた時期だった。もしかして、私も国境なき医師団（MSF）の舞台に立てるのではないかと、ふと思った。

その時に初めて、日本にもMSFの事務局が存在することを知った。さっそくコンタクトを取った。

だが現実は厳しかった。

この時まだ26歳。その後、実際にＭＳＦに入るまでに10年もの歳月を要することになる。

英語が話せない

ノーベル平和賞受賞からそう月日を待たず、私は東京の高田馬場にあるＭＳＦの事務局に足を向けていた。この日は月に一度開催されるスタッフの募集説明会だった。

辿り着いたオフィスの具体的な情景の記憶は途切れ途切れだが、印象としては狭く小さな場所だったように思う。パンフレットのようなものもあちこちに積まれたその狭い部屋で、私を含め６人ほどの参加者が集まり一つのテーブルを囲むような形で説明会が始まった。

進行係のお姉さんが前に立ち、実際の現場の様子や参加している日本人スタッフの声をまとめたビデオを見せてくれた。

実は私は、2014年に活動現場を離れ、少しの間MSFの事務局で採用担当をしていた時期がある。説明会を毎月のように開催し、まさにこの時の進行役のお姉さんと同じように参加を希望する人々の前で話をしていた。この時との違いは、私が担当した時代は参加者が毎回50人から80人集まり、場所も広い会場を借りて行っていたという点だろう。

当時の説明会の帰り道で抱いた惨めさを鮮明に記憶している。途方に暮れながら慣れない東京の夜を、駅に向かって下を向きながら歩いた。

英語。

説明会に参加したことで、この巨大な壁が目の前にドスンと現れた。右によけても左によけても立ちはだかる。

MSFは国際的な援助団体であり、世界中から集まるスタッフでチームが形成されるため、活動の共通言語は英語（またはフランス語）だった。英語を話せなくてはならないのは考えてみれば当然のこと。だが、この時の私はいかにも「明日にでもMSFに参加するのだ」との勢いで説明会に参加していただけに、いきなり冷や水を浴びせられてしまった。

私のそれまでの英語歴というと、面接のみの推薦で入った商業高校での申しわけ程度のレベルだ。看護学校では英語の授業が少し入っていたが、国家試験に関係のない英語の授業はその後に控えている勤務に体力を温存するために寝てやり過ごしていた。

人生の中で受験英語にすら取り組んだことのない、英語力ゼロの26歳の日本人が、世界に飛び出して英語で医療活動を行うことなどできるわけがなかった。

諦めの悪い私は、バケツの水をかけられてびしょぬれになった情熱を潔く捨てることができず、だからと言ってどの方向に歩いていったらいいのかも分からない。思いついたのが「英会話学校に通う」という道だった。

ゼロからのスタート

英会話学校は楽しく通えたのだが、旅行先で母親の前で少し恰好(かっこう)つけて案内できる程度にしか成長しなかった。これではプロとして人の命を預かる医療活動を、英語で行うことなど不可能だと思った。

もうこれは諦めるしかないのだ、私は看護師の仕事が好きなのだからそれだけでも幸せなのだ、日本で看護師を続ければよいではないか……。

日々を悶々とした気持ちで過ごしていた私に、救世主が現れた。母だった。

「今諦めたって、この思いは10年先も続くわよ。だったら今行動を起こして思い切って留学しなさい」

母のこの言葉は、今から思えば本当にありがたかった。目の前に道が開けた思いだった。

まず留学資金を貯めるために、近隣一帯で最もお給料の高い、ある産婦人科病院に転職した。外科しか経験のなかった私は一から産婦人科という分野を勉強し直さなくてはならなかった。

転職してみたら、産婦人科の現場のなんと忙しいこと。今まで勤務をしていた外科病院でも毎日バタバタと走り回って仕事をしていたが、まさか産婦人科がそれを上回る忙しさとは思ってもみなかった。激務、という一言がぴったりだ。

しかも外科以上に命に密着する仕事だったので、のしかかるプレッシャーとストレスが心臓に悪かった。給料も手当も良かったのだが、特に夜勤を終えた後は、疲労のため真っすぐ家に帰れない。足が棒になり、全身が硬直してしまっているので、いったん温泉やマッサージに寄ってから帰宅をしていた。

激務であったが、それをサポートしてくれたここの病院のベテランスタッフたちとの思い出はとても深く、私の留学への思いも理解してくれた。彼らには、いまだに感謝している。この産婦人科で学んだ3年間は、その後のMSFになくてはならない非常に貴重な経験として役に立った。

29歳になっていた。あと数ヶ月で30歳。産婦人科で働いた給料で留学資金も貯まってきた。「その年で留学?」と人は笑うだろう。

笑われてもよかった。そもそも留学が目標ではない。語学留学を経て、大学に入り、現地の看護師の資格を取らなくてはならない。永住権を取り就職をして働ければなおさらいい。

狙いを定めたのはオーストラリアのメルボルン。留学生を多く受け入れる都市として有名である。産婦人科で資金を貯める3年の間に、このあたりの下調べは入念に行っていた。

先走りがちな私のことを、母はよく分かっていたようだ。

「しっかりと準備をして足元を固め、自分の一番の人生のピークを40歳あたりに見なさい」

そうだ、今は焦らず留学の期間を3年間と想定し、その後できたら現地で就職して現地での実績を積もうと考えた。

　今回のオーストラリア滞在計画は短くても5年。その時には30代半ばになっているだろう。でも、それでいい。そこからMSFの門を叩き、40代で人道支援のプロになれればよい。

　2003年、7月7日。出発日が七夕だったのは偶然だ。成田空港ではJALが七夕のイベントで大きな笹と短冊を用意してくれていて、私はもらった短冊に堂々とこのように書いて笹に飾った。

「オーストラリアで一人前の看護師になるまでは帰らない」

　さらにJALのお姉さんがその笹の前で記念写真を撮ってくれた。その時の写真はいまだに保管してある。

大学は通過点

　語学留学にも工夫をした。学校はメルボルン市内に膨大にある留学生用語学学校の一つだった。だが、大学に入るためのIELTS（アイエルツ）という英語検定のスコアを上げるための強化クラスを初めから選んで入った。

住まいはとりあえず市内の格安の簡易ホテルの6人部屋に泊まっていたが、24時間を英語に触れる目的でオージー3人組と一緒に住むことにした。新聞広告に出ていたハウスメートの募集に思い切って公衆電話からかけてみたら、1件目から幸運が降りかかった。

3人のうちの1人が日本に滞在経験がある親日家だったので、こんな私でもすんなりと受け入れてくれた。

実際に現地で英語に囲まれて生活を始めたら英語力があっという間に上達した。IELTSのスコアは5ヶ月で大学入学レベルにまで達し、2004年の2月から夢の大学生活が始まった。Australian Catholic University。看護師を目指すオージーの学生たちと共に看護を勉強する。

私はすでに日本での看護師の資格を持っているので勉強内容は分かっていたが、私にとって大事なのはそれを「英語で勉強する」ことだった。

通常3年。だが、私のように母国で看護師資格がある者は1年の免除があったため、2年かけて卒業するというコースに進んだ。すごくワクワクした。同じコースに入った留学生は私を入れて6人。

大学の勉強が楽しくて毎日寝ずに勉強した。勉強するすべてを吸収できた。すごく燃えていたと思う。

論文も課題も試験も実習もオーストラリア人以上に頑張らなくてはならないと言い聞かせていた。日本の看護学校で勉強をサボってばかりいた自分が信じられないくらいだ。

2年目に入り、実習が多くなってきた。この頃から一緒に入学した留学生の数が減っていった。試験や実習時の英語力で単位を落とし、次々に退学していったのだ。恐ろしいことだった。

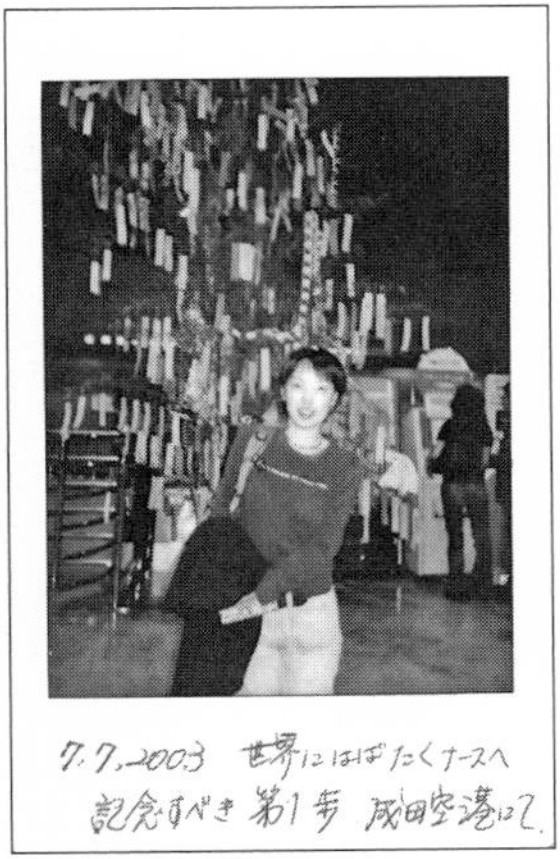

ここで単位を落としてしまったらその先の道が閉ざされてしまう。

大学は、その後私がMSFに進むための通過点に過ぎなかった。退学していく留学生を横目に、明日はわが身と思いながら気を引き締めた。結局、6人の留学生の中で卒業証書を手にした

7.7.2003 世界にはばたくナースへ
記念すべき第1歩 成田空港にて

オーストラリア留学へ。出発前の成田空港にて。

のは私だけだった。

最高峰の病院で

オーストラリアには、日本と違って看護師の国家試験がない。卒業後は手続きのみで看護師の資格を取得できる。

2006年、晴れてオーストラリアの看護師資格を取得し、同時に永住権の申請を行った。永住する予定はないが、永住権があれば労働ビザを取得する苦労がなくなり、就職活動がスムーズになる。看護師は永住権を取る条件としてその当時は最も優遇されていた職業だったので、お金は少しかかったが迷うことなく取得した。

卒業後は内視鏡専門のクリニックに勤めることになった。毎日同じようなルーティン作業だった。英語もネイティブ並みに話せていたわけではないので、そのクリニックは自分のレベルに見合った場所だと思い1年働いていたが、そのうちもっと大きな病院で働きたい、と思うようになった。

大学時代に実習で通っていた大手のロイヤル・メルボルン病院に勤務できたらこれは最高の経験になると考えたが、それは夢物語のようにも思えた。

ここでまたしても幸運が舞い込んだ。ロイヤル・メルボルンの手術室のスタッフ募集を見てみると、「内視鏡に強い看護師を優遇する」と書いてあったのだ。

手術室は元々日本で経験があった。私を呼んでいるかのような募集ではないか。面接を経て、採用通知が届いた。晴れて私はメルボルンの中でも老舗の大病院の一員となった。

この時から、2010年の帰国までの3年半、このメルボルン最高峰の病院の看護師として勤務することとなる。

ロイヤル・メルボルン病院に勤めた3年半を思い出すと、今でも涙が出てきてしまう。それは悔し涙ではなく、愛や優しさに対する感謝の念だ。

こんな日本から来た英語も完璧ではない看護師をよく採用したものだと思う。看護師としての技術や知識は誰にもひけを取らない自信はあった。

たった一つ、語学の壁というものがいつまでも私に付きまとい、それがコンプレックスとなって非常に苦しんだ。

英語が聞き取れなかったり、うまく話せなくて自分の能力をフルに発揮できず毎日落ち込んでいた。また緊急の場面や、ドクターとの重要なやり取りが頻繁にある現場では、そのプレッシャーに心臓が押しつぶされてしまいそうな毎日だった。

そんな私が勤務していた部署は20名ほどの看護師と、3名のテクニシャンと呼ばれる助手がいたが、みんな私の面倒をよく見てくれた。

電話での会話が苦手と知ると、私が電話を取らなくてもよいようにしてくれた。一つひとつの私の行動をみんなで確認して安全に看護ができるように見守ってくれた。

こんな私を「日本での経験が豊富な看護師」として扱ってくれたことには頭が下がる思いだ。言葉の壁はあるかもしれない。だが、見るべきところはそこではなく、私にどんなバリューがあるか、という点だったのだろう。

メルボルンという街は元々多人種・多文化であったため、私だけが目立った外国人ではなかった。移民に対して理解と尊重をしてくれる文化が根付いていた。

ロイヤル・メルボルン病院では転職してから2年目、3年目になるとチームリーダーや新人指導、新しく始まったプロジェクトのリーダーなどを任されるようになった。

帰国する時がきた

気づいたらオーストラリアでの生活は7年目に入ろうとしていた。あまりにも住みやすく、永住権もあることから、ついこのままこの国に居ついてしまおうかという考えもよぎった。ＭＳＦに入るための英語を勉強しに来たという当初の目的を完全に忘れてしまうこともあった。

英語に不安を抱えながら看護師をやっていた自分の成長期には、頑張る意欲と頑張っている自分に対する充実感、そして成長するたびに得られる喜びがあった。現在は、資格があり永住権も取得し、収入も安定している。だけど、次第に心の中に虚無感が住み着くようになった。

新たな目標を探そうと、マイホームの購入や転職を考えてみたりした。答えを探すために有休を使って何度も旅行にも出かけた。だけど、自分を誤魔化すことはできなかった。

答えは分かっていた。オーストラリアを去る時がきていたのだ。ただその答えを認めようとするまでに半年もかかってしまった。この国は去るには、あまりにも素敵すぎた。

安定した生活をわざわざ捨てて人生を変化させるのも怖かった。

だが、一歩進むことを私は選んだ。

オーストラリアを去ろう。

今こそMSFに入る時がきたんだ。

2010年4月、自分で借りていた海のそばの素敵なフラットを片付け、7年分の生活用品や家具、そして車、すべてを手放して私はバックパック一つで帰国をした。

翌週には、今では早稲田の大きなビルに移ったMSFのオフィスを訪れていた。履歴書は帰国前に提出していた。その日は面接で、なぜだか受かるのは間違いないと思っていた。

事実その翌日には派遣登録の許可が下りた。

国境なき医師団看護師、白川優子。

30年前、7歳の幼い私が憧れた舞台についに上がった。

ようやく私の人生の本番がスタートした。

第3章
病院は戦場だった
シリア前編

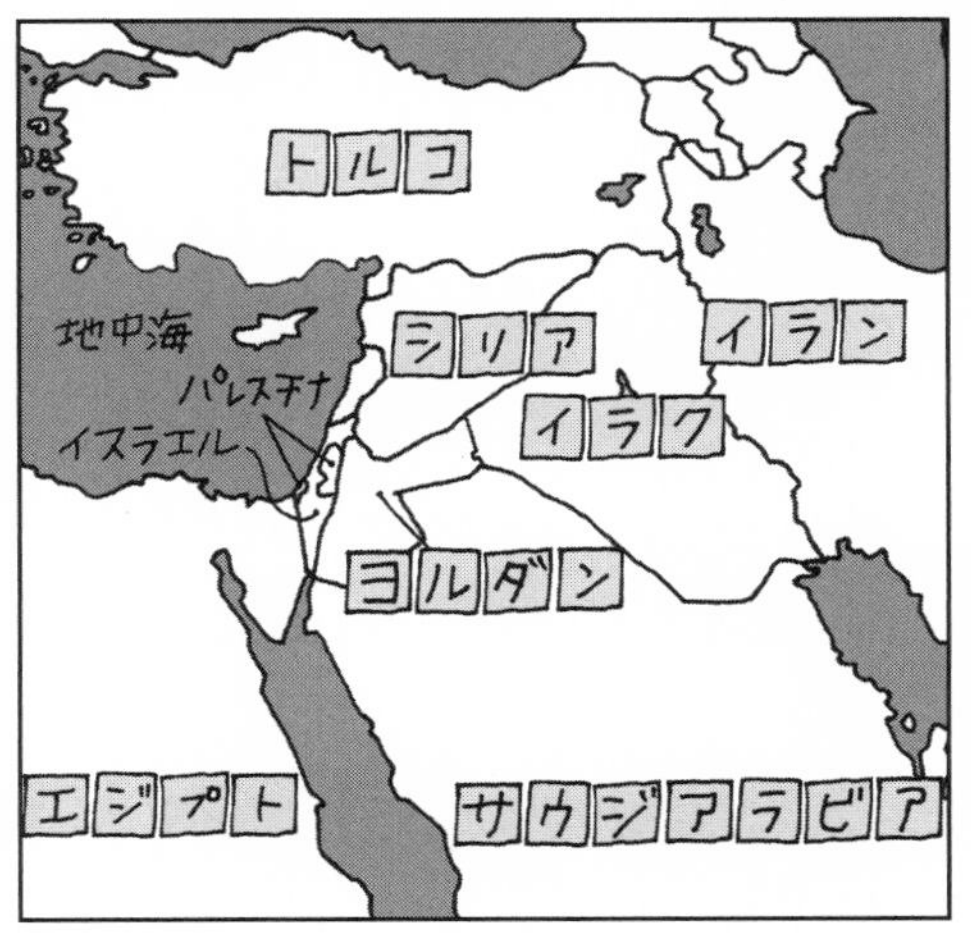

遺書

２０１２年8月20日、メディアが一斉に騒ぎ立てた。

「日本人ジャーナリスト、山本美香さん、シリアで殺害される」

テレビも新聞も、このニュースを大きく取り上げた。日本の国民がシリアが置かれている状況を知るきっかけとなった事件で、内戦が繰り広げられている危険な国だという認識が日本社会に植え付けられたにちがいない。

テレビカメラは戦車やライフルで武装したグループをとらえ、彼らが激しい攻撃を加える生々しい映像を流した。山本美香さんの命が奪われたシリアの実情を連日伝え、私も画面にかじりつくようにして見ていた。

2週間後には私もこのシリアに入るのだ。

周囲からひっきりなしにメッセージが届き始めた。

「今テレビでやってるシリアって、今度あなたが行くところなんじゃないの⁉」

「シリアって戦争してるんだって？」

「まさかこんなに危険なのに行かないよね？」

「行かないで！」

シリアで内戦が始まったのは、早くから知っていた。以前のシリアは独裁政権・監視社会だったものの、人々は自由に街に出歩き、生活も教育水準も高い豊かな国だった。

まさかシリアで内戦が始まるとは、当の国民も、思っていなかっただろう。ところが２０１１年の民主化デモから始まった騒乱は瞬く間に内戦へと発展した。ＭＳＦ仲間の医師や看護師たちが次々にシリアへ飛び立っていく話を耳にしていた。

その頃、私はＭＳＦに入ってまだ3年目だった。3回目の派遣を受けてイエメンで活動していた。イエメンでの活動が終わりを迎える２０１２年8月、私にシリア派遣のオファーが入った時は「あ、やはりきたか」と思ったものだ。

迷わずに承諾した。

周囲の心配する声をよそに、私は別の思いにとらわれていた。

シリアに入る前に「遺書」を書くべきだろうか……。

２０１０年4月にオーストラリアから帰国し、その年にＭＳＦに参加をした。

初の派遣は内戦終結直後のスリランカに決まり、様々な契約書類と共にMSFのTシャツが自宅に届いた。

袖を通した瞬間、喜びのあまり飛び上がった。30年越しの夢が叶った実感が湧き、そのTシャツを着たまま外に飛び出した。この喜びを目の前に広がる空を通じて皆に伝えたかった。

スリランカでは8ヶ月の活動を終え、人道支援の世界へのデビューを無事に果たした。オーストラリア生活の終盤では虚無感を抱いていた私だったが、このMSFの初回派遣を果たすと、背中に新しい羽が生えたかのように世界中を飛び回りたい思いに駆られた。

2011年に2回目の派遣オファーがあり、パキスタンで6ヶ月の活動をした。ウサマ・ビンラディンが暗殺された直後のパキスタンは元々不安定だった情勢がさらに混乱していた。

その中で私が派遣されたチームは七つの難民キャンプを対象にした妊産婦を支援する活動を行っていた。日本で留学資金を貯めるために産婦人科病院で3年間働いていたが、この時の経験が大いに役に立った。

そして3回目の派遣で、イエメンという空爆や銃撃の絶えない紛争地で活動した。

パキスタンでも自爆テロなどは頻発していたが、実際に内戦状況にある紛争国はイエメンが初めてだった。

このイエメン派遣を含め、実際に遺書を書くという考えが頭をよぎったことは一度もなかった。でも山本美香さんの事件をテレビで見ているうちに、彼女に起こった惨事が自分の身にふりかかる可能性も否定できないと思うようになった。

同じMSFのベテラン外科医で、友人の田辺康医師に電話をしてみた。彼とは先月までイエメンの手術室で一緒に働いていた仲だ。昼も夜も運ばれてくる空爆や銃撃の被害者の治療にあたった。本当に過酷だったが一緒に乗り切った。

彼は私を「戦友」と呼ぶ。その頃のMSFでは日本人スタッフが少なく、日本人同士が同じ活動地に派遣されることは珍しく、ラッキーでもあった。やはり同じ母国語を話せる仲間がいるのといないのとでは違う。

経験豊富な田辺医師からは「戦傷外科」の仕事を大変勉強させてもらった。勤務外でも日本語でたくさん話をしたり、プライベートでも親しくさせてもらったりしていた。こうして帰国した今でも連絡を取っている。

「先生、ニュース見てると思うけど、私、シリアに行く前に遺書用意した方がいいかな？」

「うーん、俺だったら書かないけど、あなたが書きたいと思ったら書いたらいいんじゃない？　無事に戻ってきたら破棄すればいいんだし」

色々考えたが遺書は書かなかった。正確に言うと、実際に紙とペンをテーブルの上に用意し、正座をして背筋を正してみたものの、自分が死ぬという現実味が一切湧いてこなかった。一体何を書いたらよいか分からなかったのだ。

隠れながら医療活動

2012年9月、シリアへ出発した。

シリアの内戦の発端は、同国南部のダラアという街での「体制打倒」を唱える少年たちの落書きだった。アサド政権はその落書きの犯人としてまだ16歳の少年たちを逮捕した。すさまじい拷問の末、傷跡の残る少年たちの遺体を家族のもとに戻した。

このダラアでの事件をきっかけにシリア独裁政権の弾圧に対する市民の怒りがデモに発展した。中東各国に吹き荒れていた「アラブの春」がその動きを後押しした。

当初は若者たちが中心で、革命の歌を作り各地でデモを行うというものだった。民衆は武器など持たない。それどころか、後に政権側が武器で鎮圧を始めた時でさえも、彼らは花と水を持って武装化した政府の人間たちに届けるという行進を行っていたくらいだ。

そんな自国民に対し、シリア政府は銃を向けてしまった。政府の激しい武力鎮圧はその後もやまず、とうとう市民側も銃を手に取った。こうして軍から離反した元兵士を中心に「自由シリア軍」が生まれ、政府と自由シリア軍の戦いが始まった。

その頃のシリアでは医療活動自体が命懸けだった。同じ紛争地でもイエメンと比較するとよく分かる。イエメンでは、私たちは中立の立場で人道支援に入っているという事実を、政府、それぞれの紛争当事者、各コミュニティなどと交渉しアピールしながら活動していた。

地元民からも感謝されたし、そうした実績が私たちの身の安全につながっていた。スタッフが活動時に着用するTシャツや移動の車にはMSFのロゴを入れ、病院にもMSFの旗や看板を立て、周囲にMSFの医療活動であると分かってもらうようにしていた。

ところが、シリアではそれが一切できず、隠れながら活動をしなくてはいけなかった。なぜなら医療活動の場が攻撃のターゲットになっていたからだ。

デモから始まったシリアの騒乱は、政権側がデモを起こす市民に銃を向けたことで内戦と化した。撃たれた市民は病院に運ばれるが、やがて政権側は先回りをして病院に検問を張るようになり、そこでデモ参加者を逮捕した。さらには怪我人を治療する医師たちも反逆者を治療したという罪で逮捕されるようになってしまった。

挙句の果てには市民が治療できないよう病院自体を攻撃するなど、命を救うはずの医療の場が戦場と化した。政治信条にかかわらず医療をすることそのものが命懸けの行為となってしまった。

医師たちの多くは逮捕されるか、自分たちの身を守るために国外に逃亡を図った。政府が支配する地域の病院は政府支持者のみしか受け入れなくなった。反体制派の地域にいた市民たちは、政府の検問を避けながら周辺国に医療を求めることも珍しくなかった。自力で国境を越えて医療を受ける市民も続出した。

そんなか、国内に残っているシリア人医師たちは隠れて医療を継続していた。彼らは郊外の農場や民家やアパートの一室などで治療を行い、見つかりそうになっては転々と場所を変え、政府の暴力によって傷ついた一般市民の治療にあたっていた。また、包帯や薬など医療物資を積んだバックパックを背負い、砲撃のなか避難所などを訪れる医師もいた。

医師だけではなく、薬剤師や歯科医がやはり市民の一時救命などを行っていたという。

私はそれを知った時に全身に鳥肌が立った。命を脅かされ、医療現場が失われてもなお、医療を続けるシリア人医師たちには畏敬の念を抱く。

私も一緒に頑張らなくてはいけないと思った。

無許可の入国

ＭＳＦは中立の立場として早くからアサド政権に非政府組織（ＮＧＯ）としての国内での活動許可を申請していたが、受諾されなかった。そのために私たちは無許可で、反体制派の支配地域で活動するしかなかった。

時々の政情や戦況に基づいて判断しながら、周辺国からの入国を果たした。

見つかれば、不法入国者として捕らえられる可能性もあるのだ。

政権側に見つかってはならないという緊張に加え、私たちは攻撃のターゲットとなる医療活動を行うためプレッシャーは大きかった。

他のシリア人医師たち同様、やはり私たちも身を隠しながら医療をしなくてはならない。入国経路や活動場所は、たとえ親にも言ってはいけないという。

ある日、シリア国内の別の場所で活動していたMSFは、拠点をネットニュースに報じられてしまい、その翌日、政府側の爆撃機から空爆された。

情報はどこから漏れるか分からない。

到着したのはオリーブ畑がどこまでも壮大に広がる、シリア北西部イドリブ県のある小さな村だった。

シリアに入国し、のどかな丘を何度か越え、羊や山羊(やぎ)、牛たちの群れとすれ違う。ここが本当に出発前にテレビで毎日見ていたシリアなのか。紛争の気配がまるでない。こんな場所に本当に患者が来ているのか？

私は山本美香さんが殺害された国、シリアに来たという実感がまったく湧かなかった。

ＭＳＦはシリア国内ですでにいくつかのチームに分かれ、それぞれ別の場所で活動を始めていた。洞窟で活動していたチームもあった。私が実際に派遣されたのはある民家だった。

私たちは活動場所を言うとき本当の地名を使わず、それぞれコードネームで呼んでいた。

私が辿り着いた村の名前はシータとされ、この民家病院はシータ病院と呼ばれた。このシータ病院は外から見ると、普通の一軒家だった。外にはＭＳＦの看板も、病院だと分かるような目印も一切ない。

ところがその家の門をくぐってから驚いた。まず庭一帯が救急室になっていた。ベッドが五つほど並び、救急用医療器具が備わっている。後から設置したのか、簡易的な屋根もつけられていた。その救急医療室と化した庭を抜け、玄関を入ると、手術室、リカバリー室（麻酔状態から回復させる部屋）、器材滅菌室があった。ここは紛れもない病院だ。

2階へ案内される。三つの部屋が入院部屋となっていて実際に包帯を巻いた患者たちがベッドで点滴を受けている。

三つの部屋を結ぶ廊下はナースステーションとして機能させ、机にはカルテが並べられ、薬剤や医療物資を管理する棚が並べられている。狭いが無駄がない。

一番奥の四つ目の部屋がオフィスだった。オフィスは長いテーブルがコの字形で並べられ、パソコンなどの機器が置かれている他、様々な物資がごちゃごちゃと散らかっていた。

患者を収容するために、急いでこの病院をオープンさせたのだろう。

血を流し、運ばれてくる市民たち

シータでは銃撃の音も空爆の音も聞こえない。山本美香さんが殺害された激戦地のアレッポからは数十キロ離れた地にある静かな村だったが、それでも患者はやってきた。

実はその民家を貸してくれていたのは、あるシリア人医師だった。

ＭＳＦが医療活動をすると知って協力を申し出てくれたという。ＭＳＦが病院を開いたという表立った宣伝は一切できない。

その医師が実際に激戦地のアレッポに入り、重傷を負った患者をＭＳＦに運ぶ手引きをしていた。

その彼は後にアレッポでヘリコプターの追跡を受け、ピンポイントで狙撃されてしまった。患者として運ばれてきた彼は腕を撃たれ負傷していた。運転手が死亡、同行していたもう一人の医師も重体だった。

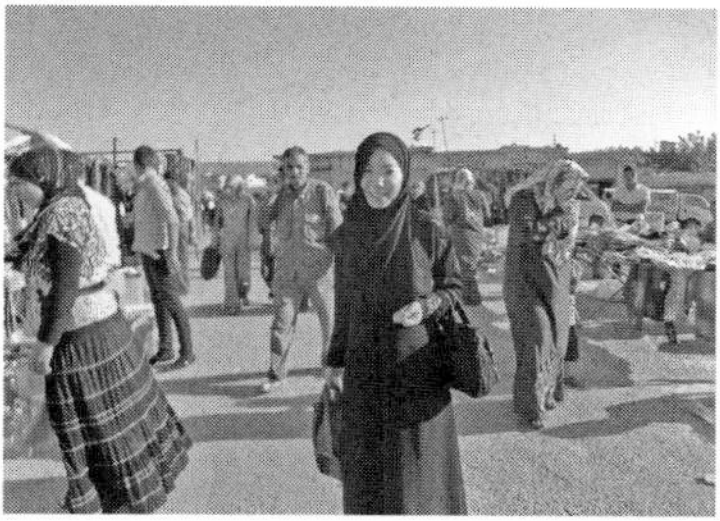

一命をとりとめた彼は、そのことにひるむどころか、ますます権力に立ち向かおうとする意欲をみなぎらせているように見えた。

アレッポから、政権側の検問を避けながらシータ病院に向かうと半日近くかかってしまう。それでも連日たくさんの患者が医療を求めて運ばれてきた。

ここは本当に戦争をしている国なのか、という当初の疑念。その答えは、運ばれてくる患者の様子を見ればすぐに分かった。

頭から、腕から、お腹から、足から市民が血を流して苦しみ、うめきながら運ばれてくる。

シータ病院近隣のマーケット。内戦中とはいえ、2012年当初は出歩くことも可能だった。

空爆や砲撃などの爆発による被害者は、手や足がもげていたり、色々な破片物が体に突き刺さっていたりした。普通に暮らしていただけの一般市民が信じられない姿となっていた。

この頃政権側は、反体制運動に関係のない、一般市民にも銃を向けていたのだろう。運ばれてくる患者は老若男女、様々だった。

もちろん前線から運ばれる兵士の恰好をした患者もいたし、おじいさんもおばあさんも、妊婦さんも、乳飲み子だって運ばれてきた。

マットレス1枚分の私空間

私たちスタッフは民家を改造したその病院のベランダや屋上に雑魚寝(ざこね)をする生活だった。壁も屋根もなく、音や声が筒抜けだ。私のような海外派遣スタッフは8人、そして地元で雇用したシリア人スタッフ数十人で病院を24時間回した。

シリア人はそれぞれの自宅から通っていたが、私たち外国人8人は病院内で空(あ)いている場所を見つけて寝るしかなかった。

与えられたのはマットレス1枚と蚊帳(かや)。そのマットレス1枚分が自分のプライベートスペースだった。私はベランダの隅を自分の場所として、蚊帳の周りは洋服やスカーフをうまくかけて中が見られないような空間をつくった。

あけっぴろげでも構わないような男性スタッフたちは、私が一生懸命プライベート空間をつくっているのを心の中で笑っていたかもしれない。でも、寝ている姿まで見えてしまうのは落ち着かなかったし、自分だけの空間はとても大切だと思っていた。

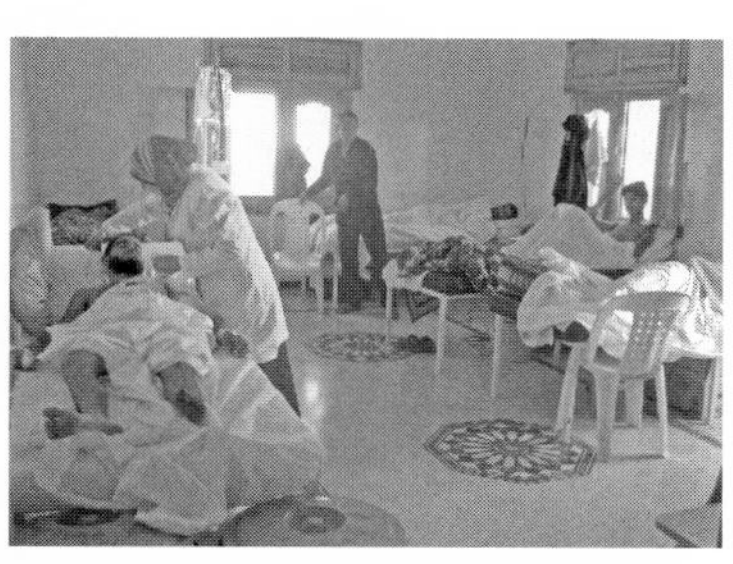

シータ病院の男性用病室。病室は三部屋あった。

別に借りた民家で寝場所として部屋を用意してもらったこともあった。その後スタッフが増え、手狭(てぜま)になったため、結局、元のベランダに戻った。

屋外なので、夜中に寝ている時でも、救急患者が運ばれてくる時は、起こされなくてもすぐに分かる。患者が来る時はだいたいバンやピックアップトラックの荷台などに乗せられて何人もが一気に運ばれてくる。

クラクションと共に勢いよく到着する車、そして大勢の人々の騒ぐ声。患者が運ばれてくる時は、必ずてんやわんやの騒ぎとなる。

私の寝床であるベランダからは、ちょうど救急室が見下ろせる。救急医と麻酔科医はこの時点で飛び起きて救急室に向かうが、私は外科医と2人でしばらく上から様子を観察する。

まず車から何人降りてくるかを把握する。例えば1人目、2人目がストレッチャーで運び出され、3人目は介助されながら歩いている。4人目も怪我をしているが自力で歩ける。手術室に運ばれる可能性があるとしたら、ストレッチャーの2人か……といった具合だ。

ここは全体像を把握するには良いポジションだった。

緊急の患者が来る時、私はまず「どっち？」と聞く。「どっち？」というのは「銃創」か「爆傷」か、どちらかという問いだ。

このシータ病院に運ばれてくる患者の怪我の原因は、とにかくこのどちらかしかなかった。銃創と爆傷では治療の方向性が変わってくる。

銃創の場合は爆傷と違って、手術にならない可能性もある。骨折の有無や負傷部位によるが、たとえば弾丸が当たっても運よく内臓や血管、骨の損傷を免れた場合は、対応の緊急度を低くして、他のもっと緊急な状態の患者の対応にあたる。もちろんたった1発の銃弾が、当たりどころによっては大手術になるし、命を奪うこともある。

一方、運ばれてくる患者が空爆や砲撃などの爆傷だった場合、こちらは問答無用で手術が必要となる。

しかも、負傷箇所は銃創と違って多数の場合が多く、損傷も激しい。無数の破片物が体中に突き刺さっていることも多い。一人にかかる手術時間がものすごく長くなってしまう。

空爆は必ずといってよいほど複数人が一気に運ばれてくるうえに、繰り返しの手術が必須だ。治癒までの経過は長期となる。そうなると、ベッドの回転も悪くなって、新規の患者を受け入れられない、もしくはまだ入院治療が必要な患者であるにもかかわらず退院させてベッドの空きをつくらざるをえない。

シータ病院では元々15床ほどを設けていたが、足りない時には床やベランダにマットを敷いて患者を寝かせていた。

飛行機からボタン一つで落ちてくる、たった一個の爆弾が、多くの住民、そして私たちをてんてこ舞いにさせてしまう。

紛争地では、いかに精神状態を健全に保つかを各々で気を配っている。激務のなかでも余暇を見つけてはストレス発散に勤しむ。

たとえば仕事を終え、夕食をとった後、映画のＤＶＤを見たり、ヨガをしたりした。ギターを弾けるスタッフがいるなら、皆で歌を歌うこともあった。

クリスマスの際には、空き缶をクリスマスツリーの形になるよう壁に貼りつけて、炭酸ジュースをシャンパンに見立てて乾杯したりした。

時には、それぞれのスタッフがお国自慢とばかりに郷土料理をふるまった。小麦はどこの国でも手に入りやすいため、私はニンジンとタマネギのかき揚げを時々つくった。味噌汁やカレーも得意料理だ。スタッフからは寿司をリクエストされることが多かったが、そのたびに、「いいけど、フレッシュな魚を釣ってきてね」と返し、笑い合ったものだった。

紛争地の日常は、ただでさえ精神がすり減る日々だ。こうしたちょっとしたレクリエーションやイベントを誰ともなしに企画し、心の潤いを枯らさぬようにした。

私は看護師長としてスタッフの心の健康には、常に注意を向けていた。

シータ病院の手術室には2012年当初、私の他に二人のシリア人看護師しかいなかった。とうてい、この人数で手術室を回すのは不可能である。

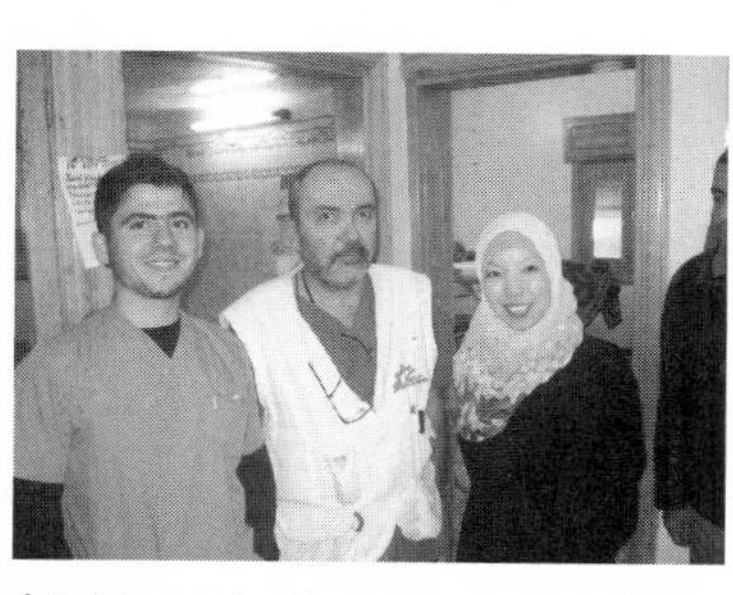

左からシリア人スタッフのムスタファとフランス人外科医。オペ室前にて。

通常手術室では専門のトレーニングや経験を積んだ看護師を雇用しなくてはならない。

だが、シータのような田舎の村では人材確保が難しかった。まして手術室で経験を積んだ看護師は、その村には結婚退職していた一人しか見つからず、もう一人の50代男性は、近隣の村から通っていた。

皮肉なことだが、翌2013年に私が再びこの村に戻った際には、大規模な国内避難民が流れ込んでいて難民キャンプの中に、大都市で経験を積んでいた医療者があふれていた。

ただし人材が揃わなかった2012年当初は、何とか方法を考えて手術室を回すしかなかった。そこで夜に手が足りなくなった時に手伝ってもらうために50代の薬局経営者と、医療に一切携わったことのない青年を雇用した。

青年の名はムスタファ。将来はアラビア語教師を目指す21歳で、アレッポ大学でアラビア学を学んでいた大学生だったが、山本美香さんが殺害された場所であるアレッポは、その当時激戦地だった。

ムスタファは元々このシータ病院のある村出身。激しい戦闘に巻き込まれたアレッポから、命からがらこの村に戻ってきたのだ。

その逃げてくる際に行動をともにしていた彼のいとこは、ムスタファの目の前で撃たれて亡くなったという。彼自身も左手の親指の付け根に爆発による小さな破片物が入り込み、いまだに痛みをともなっているようだった。

ムスタファには直接の医療行為をさせてはならないが、手術室の物品や器材の準備、医師や看護師のアシスタント業務をすべて教え込んだ。

彼は医療現場で働いた経験を持たないにもかかわらず、仕事の吸収が早かった。英語も話せたため、トレーニングに関してはまったく苦労しなかった。

彼は家も近く、独身だった。緊急案件であれば勤務外でもすぐに駆けつけてくれて、この手術室には欠かせない存在になった。他の二人の看護師は勤務表通りの仕事はしてくれたが、緊急となると出勤は難しい。人手が足りなくなると、ついムスタファを頼った。

若者は銃を選んだ

入院患者の中には銃を取ることを選び、反政府勢力の戦士となった若者もいた。私はそのような当時のシリアの若者たちの心の感覚を摑み取りたいと思っていた。昨日まで自分たちの国で内戦が起こるなどとは思ってもいなかったシリアの若者たちは、この内戦をどのようにとらえているのだろうか。

学びの場であるアレッポ大学でさえ政府軍に襲撃されてしまった。ムスタファは実家のあるこの村に逃げ、今は専門外ではあるが医療活動を手伝っている。

一方、銃を取ることを選んだ若者もいた。

先に国民に銃を向けたのは政権側だ。卑劣極まりない政府の行動に怒りを覚えたに違いない。一般市民たちは、決して争いを望んでいなかったはずだ。

事実、彼らはずっと丸腰で反政府デモを続けてきた。市民らにとって、それでも銃を取らざるをえなくなった瞬間が来た時、一体どんな気持ちだったのだろうか。ムスタファのように、家族や親戚、友人など周囲の誰かが犠牲になったのだろうか。政府の非人道に対する憤りか。それとも自由を勝ち取るための正義か。銃は怖いと思っただろうか。本当は銃など触りたくなかっただろうか。

とにかく市民らは銃を選んだ。

2012年9月頃のことだ。

ずっとベッドでうつむいている青年がいた。銃で足を撃たれ大きな傷を負った。搬送時から手術後に至るまで、出血が多かったので今でも顔色が悪い。元々色が白いのかもしれない。彼は体の線が細く、眼鏡をかけている。

ある日、彼が口を開いた。

「僕は薬学部で勉強をしていたんだ。薬剤師を目指していたんだよ」

彼もやはりムスタファと同じアレッポ大学の学生だった。なるほど、と思った。いかにも勉強好きな優等生のような感じだ。

だが、彼の中で何かが変わり、彼は銃を手に取った。若き戦士となり、前線に出て足を撃たれてしまった。

彼はそれ以降口を開くことなく、私とは反対の方向にある窓の方を向き、広大なオリーブ畑を見つめ始めた。彼は怪我が治ったらまた銃を手にするのだろうか。

ムスタファが私に言った。

「俺は絶対に銃には触らない。だけどこの青年だって本当は、気持ちは同じだよ。彼は今だって大学で勉強をしたいんだ。俺だってそう。大学で勉強をしていた若者はみんなそうだよ。銃ではなくペンを持ちたい。その自由を奪われた怒りが銃を取る一つのトリガーになったとしても、おかしくはないよ」

ペンと銃。このミスマッチな言葉の組み合わせは、私の頭の中には存在しない。私の人生の中で、自分が勉強するにあたって何かが障害になったことなど一度もなかった。あったとしたら「面倒くさい」「難しい」「大変」といった自らの怠慢だ。

この日、私は、安心して勉強ができるような日常を取り戻すために、銃で戦わなければならない世界が存在することを知った。

姿を消すスタッフ

相変わらず隠れて医療活動を続けていたが、シリア人スタッフたちとはきちんとした雇用契約を結んでいた。勤務表を作り、交代制のシフトで24時間を回していたので、それを守ってほしかった。だが、この病院では、よく遅刻するスタッフがいた。

それは私が管理する手術室だけではなく、救急室も病棟も同じようだった。そして、遅刻は日に日に目立ち始めた。原因は様々だった。

ガソリンの値段が高騰してきたため、車やバイク通勤が困難になり、スタッフたちが乗り合いの車を利用して通勤をするようになってきた。また情勢の悪化にともない、厳しく取り締まる検問が増え、そこで時間を取られてもいるという。

私がシータで活動を始めるようになってから2ヶ月が過ぎていた。その頃から段々と戦闘の影が私たちの周辺にも忍び寄ってきた。

ある日、50代の男性看護師が半日遅れて出勤してきた。彼もバイクで通っていた一人だった。シータから50分ほどの距離の彼の村で空爆があり、通勤できなかったという。その後も彼が住む村には飛行機がちょくちょく現れるようになった。彼は勤務中に携帯電話でよく家族に安全確認をしていた。家族が心配でたまらなくて、早退をすることもあった。

麻酔科の看護師が行方不明になってしまったこともある。彼はカレッドという名の真面目かつ優秀な青年で、背は高くハンサム、性格はシャイで控えめだった。彼は少し前に婚約儀式のため3日間の休暇を取っていた。

その後晴れやかな笑顔で出勤してきた彼は伝統のお祝いスイーツを病院スタッフに配り、みんなから祝福を受けていた。彼が行方不明になる前の行動について分かっていたのは、数日前の帰宅途中に空爆に巻き込まれたということだった。消息が途絶えてから、3日も経過してしまった。

どこかの病院に運ばれているに違いないという希望を持ちながら、その頃増えていたボランティアの民間の救急隊に片っ端から連絡を取った。その結果、ようやく彼が別の医療機関に運ばれていたことが分かった。

命は無事だとの一報が入った時、何人かのスタッフは力が抜けてその場に座り込んだ。私は仕事の手を休めなかったが、安堵で座り込むスタッフたちをそっとしておいてあげた。

　数週間が過ぎ、手術室の女性看護師、ファティマに手招きされた。

「カレッドが来てる。外にいるから会いに行ってあげて」

　彼女は泣いていた。

　カレッドに会いに中庭に出たが、彼が見当たらない。代わりに、顔全体が赤黒く、目も鼻も口もパンパンに腫れあがった背の高い男性がそこにいた。骨折用の三角巾で片手を吊りながら立っていた。まさかこれがカレッドだというのか。

　あの空爆の日、彼は直撃こそ免れたものの、爆発時の衝撃によって乗っていたバイクごと転倒してしまったという。私は右手の負傷しか聞いていなかったが、転倒時、彼は顔を地面に叩きつけてしまったらしい。

「大丈夫？　痛くない？」

　びっくりしてはいけないと思い、まずこのように話しかけた。

「うん、大丈夫」

　と彼はうなずいた。私もそこから立ち去って、ファティマのように泣いてしまいたかった。

　中庭の椅子に、二人横並びになる形で腰をかけた。

「あなたの命が無事で本当に嬉しい」

「ありがとう」

「また仕事に戻ってきてね」


彼がその後、この病院に戻ることはなかった。

婚約の話がどうなったかは分からない。ただ彼が、形成外科の手術を求めて隣国に行く計画をしている、という噂は耳にした。

それから1ヶ月後、今度は病棟で働く男性看護師が行方不明になってしまった。どうやらMSFの勤務外に、民間救急隊員としてボランティアをしていたらしい。そのような市民はその頃から増えていたようだ。

避難民の集まる場所で救急バッグを背負いながら怪我人や病人の手当てをしている看護師や薬剤師などの話はしばしば耳にした。彼の場合は救急車に乗って前線で収容した被害者を医療機関に搬送していたという。

ある夜、救急車に乗って負傷者の救出のためにアレッポの前線に向かい、その後、彼の行方は分からなくなった。1週間が経ち、2週間が経ち、そして1ヶ月を過ぎた頃、もう彼は戻ることはないだろうとみんなで涙ながらに結論づけた。

出勤してくるはずのスタッフが時間通りに現れないたびに、私は、これはただの遅刻でありますように、と心の中で繰り返した。

そう願う以外にできることはなく、ただただ無力感に苛まれた。

第4章
医療では戦争を止められない
シリア後編

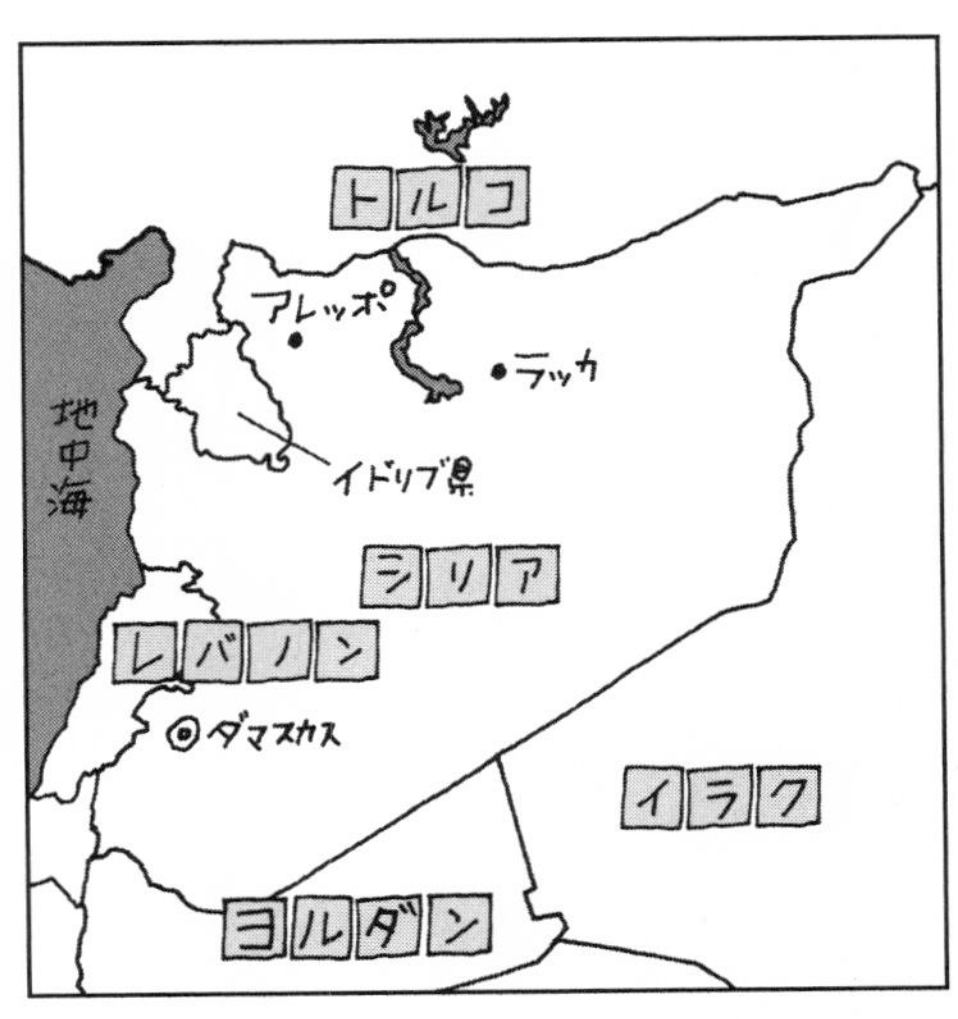

命の絆

ＭＳＦが入るような現場では、輸血用の血液の入手がどうしても頭を抱える問題となる。２０１１年にパキスタンで難民キャンプに住む妊産婦の援助をしていた際も、産後出血に対応するための輸血は深刻な問題だった。

政府管轄の血液中央バンクとの連携はできていたものの、そもそも慢性的な輸血用血液不足によって各機関の割り当てが少なかった。

産後に何らかの原因で大出血に至ってしまうケースがある。緊急手術をする傍ら、手術室の外では病院長が輸血用の血液を求めて、様々な機関に電話をかけるという場面が何度もあった。

輸血で助かる命、血液が手に入らず亡くなる命。イエメンでの派遣中には空爆の被害にあった7歳の少女の緊急手術の際、技術的にはうまくいったものの、やはり輸血ができなかったばかりに救えなかった。

私も含め、その場にいた外科医、麻酔科医、麻酔看護師のみんながいつまでも悔しさを引きずった。出血多量の場合、輸血の有無が命を左右する。

だが、ここシリアの現場ではそのような問題に一切直面しなかった。私たちは無許可で医療活動をしている身分ゆえ、シリア政府管轄の血液中央バンクへのアクセスはその時点で断たれている。ところがこの病院では一般市民たちの献血が患者の命を支えていた。

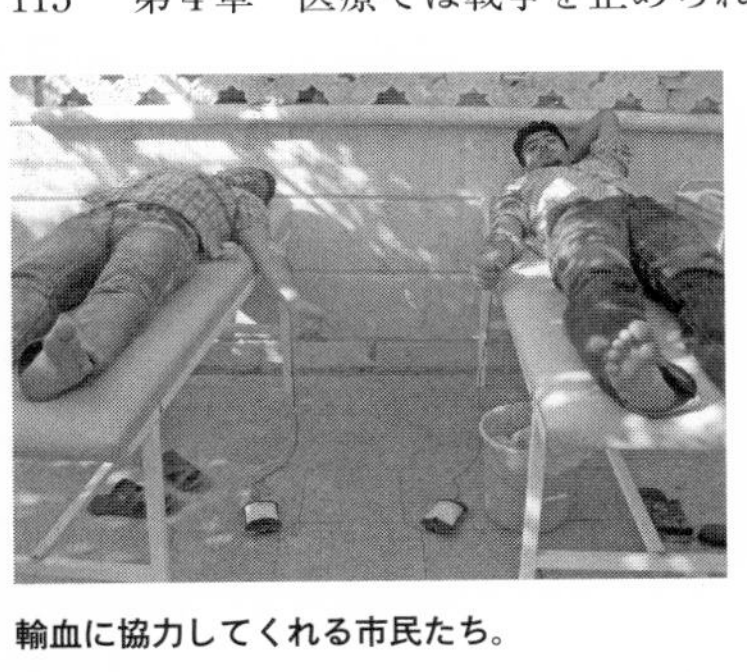

輸血に協力してくれる市民たち。

私たちは民家に隠れていたが、ＭＳＦが医療活動をしていることは口コミで広まっていた。それを知り、自分たちの血液を役に立ててほしいと献血に訪れる市民が後を絶たなかった。

その中には女性もいた。彼らの熱い思いが、命の絆となって多くの患者の命を救っていた。決してＭＳＦが献血のキャンペーンを行ったわけではない。

献血は彼らの自発的な行動だった。

以前は静かだったこの村は、内戦が深刻さを増すなかで国内避難民の姿が目立ち始めた。献血に訪れてくれていたのは、彼ら避難民だった。

まずは自分たちの明日の食料を心配しなくてはならないような状況にもかかわらず、他人の命を救うために行動を起こすシリアの一般市民に、人間愛を感じた。

彼らは暮らしていた大都市の激戦地から命を守るためにこの村に辿り着き、今では礼拝所や学校、屋外テントなどで避難生活をしている。どこから調達したのか分からない生活物資などを融通し合い、自然発生的にマーケットのようなものまで形成されていた。

内緒で結婚を企てた二人

ＭＳＦの病院にはムスタファの他にもシリアの若者たちがたくさん働いてくれていた。

そのうちの一人、モハメドは患者のシーツや手術室で使うリネン、手術着などを洗濯する係だった。

私がこの原稿を書いている現在、彼が国外の安全な場所にいるという情報を得たため、彼の本名を出してしまうが、私は彼をモハメドではなく、アオモリと呼んでいた。モハメドという名前のスタッフがあまりにも多いうえに、彼の苗字がAomouri（アモウリ）だったことから、それをモジって私は彼のニックネームを勝手に決めた。

彼も彼で日本語読みのそのニックネームをすごく気に入ってくれていた。洗濯は衛生管理上、重要な仕事である。私が指導をしていたので、アオモリとは話す機会もたくさんあった。

内戦勃発時、彼はイドリブ県の高校3年生で卒業間近だった。無情にも学校は教育をストップし、建物は避難民のための場所となってしまった。イドリブ県もアレッポ同様に激戦地がいくつもあった。

ある日、彼がスマートフォンの中の写真を見せてくれた。一人の女の子の写真だった。付き合っているガールフレンドなのだという。だけど絶対に内緒にしてほしいと真剣に口止めをされた。

なぜなら彼女はアラウィ派出身だったからだ。アラウィ派は、イスラム教の少数派にもかかわらず、アサド大統領の出身宗派であり、政権の主要なポストを占めていた。シリアが政府側と反政府側に分かれて内戦が始まってしまった現在、反政府側にとっては、アサド政権とともにアラウィ派も憎悪の対象だった。

アオモリは、国民の多数を占めるスンニ派であったが、彼の人生にとって宗派の違いなど些末(さまつ)な問題でしかない。

MSFも中立の立場であるため、団体も私自身もシリア国内の宗派対立に一切関与しない。ただし、彼が警戒していたのはその頃の村の空気だった。

村そのものには、戦争にコミットしたくない意思が備わっていたと思う。だが、政府軍の攻撃に追われて逃れてくる市民が増えていくうちに、反政府意識が自然と高まり、自由シリア軍の旗を付けた車や、銃を担ぐ兵士たちが目立ってきた。

アオモリとこの彼女は高校が一緒だった。他の同級生たちと教室で撮ったような写真もたくさん見せてくれた。日本の高校生となんら変わりない。アオモリと彼女、他の同級生たちの自由きままな学校生活が写真の向こう側に感じ取れた。

さて、このアオモリが彼女とトルコに行って結婚すると言い始めた。親にも彼女のことは伝えていないのだという。それに私は反対した。まるで駆け落ちではないか。きちんと親に話し、正式に結婚を申し込めばよいのではないかと説得したが、彼はこのシリアの状況で彼女と堂々と結婚するのは不可能だと主張した。

私は、この戦争は少し待っていればそのうち終わるのではないかと思っていた。それが3ヶ月先なのか、いや6ヶ月はかかってしまうのか。ともあれ、終戦すれば、混乱はしばらく残るかもしれないが、結婚を妨げるほどの障害は残らないだろう。まずは戦争が終わるのを待ち、それから二人で落ち着けばよいではないか、と。

まさかあの当時は、この戦争が2018年の現在まで続いているなんて誰も予想していなかったように思う。実際に国際情勢に詳しい知人たちも、当時同じようなことを思っていたようだ。

しかし、実際にその土地に住み、ことの発端からすべてを見てきたアオモリは、そのような楽観した未来をシリアに抱いていなかったようだ。

一度彼女がこっそりと病院に来た。アオモリは他の人には分からないように、私と彼女を引き合わせた。彼女は近々一足先にトルコに渡り、まずは知人を頼る。その後アオモリを待つという。その計画は若気の至りからくる無鉄砲なものであるのか、それとも戦時中の混乱下で愛を貫くという、美しい人生計画であるのか。そのあたりの感覚が私にはうまく摑めなかった。

私にも二人の交際そのものに反対する気持ちは当然なく、先にトルコに行くという彼女と、それを後追いして結婚するというアオモリの二人を笑顔で祝福した。

私がシリアにいる間、アオモリが洗濯係をやめることはなく、トルコにも渡らなかった。その後二人がどうしているのかはずっと気になってはいたが、帰国後、今回この原稿を書くまで彼に連絡を取らなかった。

アオモリだけではなく、ムスタファを含めその当時一緒に仕事をしていたシリア人たちにはこちらから連絡を取ることは滅多にない。その理由は、どんどん悪化していくシリア情勢を報道で知るたびに、迫りくる彼らの苦しみが手に取るように分かってしまい、交流を深めた彼らから直接苦しみを聞いてしまうのが怖かったからだ。

それにもし連絡を取り続けていたとして、途中でその連絡が途切れてしまった時の恐ろしさを思うと、シリアの仲間への連絡はなかなかできなかった。

心の中では彼らの無事と平穏な生活を常に祈っている。

国境で命を落とした女の子

「国境なき医師団」の活動では、国境が障害としてぶち当たる現実がごまんとある。

国境は人間社会にとっては、なくてはならないものであるとは思う。これはお互いに秩序を守りながら共存していくための社会の取り決めの一つとして考えれば、重要な役目を担うといっていいのだろう。

ただし、そこに人道が存在すればよいが、実際はそうはいかない現実がある。シータ病院にいた私たちはある日、大きな決断を迫られていた。

2歳の少女を治療していた。その小さな体に何度も手術を繰り返すうちに、傷はよくなっても、彼女自身が弱ってきてしまったのだ。

MSFの活動中に「ああ、この患者さんが日本で搬送されていたら……」としょっちゅう思ってしまうが、それはとうてい叶わないことである。

この時も、もしこの病院に集中治療室が存在するか、もしくは小児専門の医師がいたらこの子の予後の不安はだいぶ軽減されるのに、と思っていた。手術は大事だが、その後患者が治癒に向かう過程でより大事になってくるのは、手術後の管理なのだ。

紛争地医療の問題点の一つは、たくさんの海外派遣スタッフを同時に派遣するのが難しいことだ。医療活動以上に考えなくてはいけないのがセキュリティ管理だからだ。

現地に派遣するスタッフを一人でも少なくしたいのは、セキュリティを管理する側の考えである。一人でも多くなると、やはりその分のセキュリティリスクが高まる。

そのため、理想としては、現地スタッフの雇用を多くし、海外派遣スタッフを少なくしたい。ただ、現地での雇用はそうそう簡単ではない。

オペ後のリカバリー室を含め、病棟で術後の管理ができる医師がもう一人いたら、シータ病院の状況は大分違ったように思う。

だけどそうではない現状のなか、3日に一度の頻度でこの少女の弱りきった小さな体に、その都度麻酔薬を入れながら手術を繰り返すのは危険だった。だからといって傷を治さないわけにもいかない。

私たちはずっと考えていた。彼女を隣の国に搬送するべきかどうか。隣国では紛争は起こっておらず、設備の整った質の高い医療が間違いなく受けられる。

そうこうしているうちに、彼女の呼吸状態が悪くなってきた。呼吸はいつ止まってしまうか分からない。1台の人工呼吸器がシータ病院にはあったが、それは手術を受ける患者のものだった。

他に手術を受ける多くの患者のためにも、その1台を彼女一人にあてがうことはできなかった。

理想の医療など、紛争地には存在しない。現場に来てみると、その志は踏みにじられてしまう。限りのある薬剤や物資、人材。そして設備の整っていない環境。理想とは程遠い現実をまず受け入れなくてはいけない。

では私たちは何を求められているか。それは、その限界下で最善を尽くした医療を患者に提供することだろう。時には、本当は死ななくても済む患者の死すら受け入れなくてはならない。

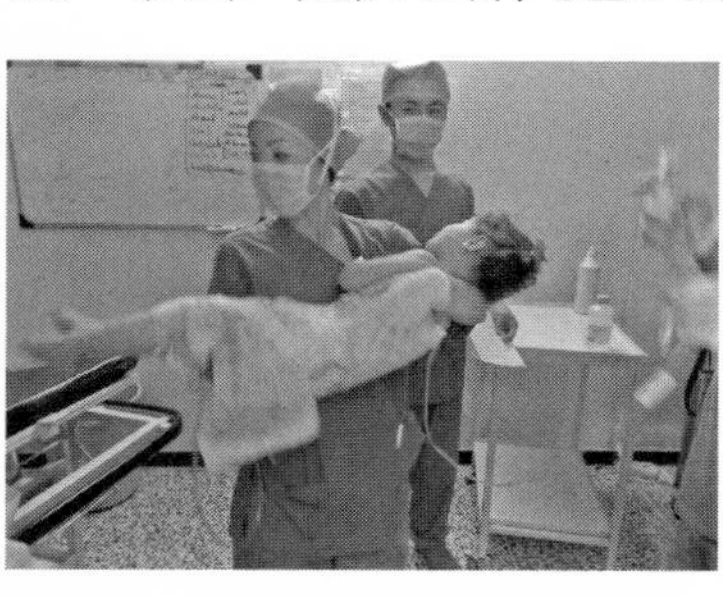

国境を越えることができず、命を落とした女の子。

この国境を越えて搬送するという決断は、本来は受け入れるべき紛争地医療の壁を打ち破る発想だった。一か八かの賭けでもあった。

国境は、そう遠くない場所にあった。その国境の向こう側に大きな病院がいくつもあるのも分かっていた。私たち外国人が出入りできるように、正規の越境ではないが、通してもらえるだろうという、いくつかのポジティブな根拠も持っていた。まして救急車であるなら、なおさら通してほしい。

民間の救急車を手配し、一人のシリア人看護師をつけて私たちは彼女を送り出した。この女の子はもはや酸素なしでは呼吸を保っていけないレベルになっていたので、酸素ボンベを救急車に積み、移動中も彼女に酸素提供ができるようにした。

紛争地では酸素ボンベは決して保持してはならないという鉄則がある。万が一の攻撃で酸素に引火したら爆発するからだ。

そのため、電源が取れる室内では、空気を圧縮して適正な酸素濃度を提供できる器械を使う。しかし電力が不安定な場所が多く、その器械を使えなくなることがある。

その頃のシータ病院も停電をしょっちゅう起こしていたので、規定を破って酸素ボンベを密かに保持していた。

1時間もすれば、到着できるだろうか——。

救急車が戻ってきたのは3時間後だった。

車内には息を引き取った少女の遺体があった。

国境は通れなかった。隣国側の国境警備が強化されていて、頑として通してくれなかったのだという。

付き添いのシリア人看護師が、2時間もの間ずっと交渉を粘ったというが、その間に彼女の呼吸が止まってしまった。

「国の境が、生死の境目であってはならない」というキャンペーンのMSFのポスターがある。この子はまさに国境が命の境目となってしまった。

やはりこの子の死も、紛争地医療の限界の中で受け入れなくてはならないのか。現実を受け入れるには私たちは、どの程度人間としての心を麻痺させなくてはならないのだろう。

爆弾が落とされる

シータの村をＭＳＦの活動場所に選んだのは、安全面を評価してのものだった。戦況は流動的だった。それでもこのシータが前線に巻き込まれるということは地理的に考えにくかった。

その頃のシリアで、飛行機が空に現れれば、１００％政府軍の爆撃機を意味した。アレッポ国際空港や、ダマスカスでは国際便が２０１２年７月にはまだ飛んでいた。しかし、その後のシリア上空は国内線も含めて旅客機はほとんど姿を消したようだ。代わりに、人の命を破壊する武器を積んだ爆撃機が飛ぶようになった。

ただ、その爆撃機もこの村に現れることはまずないだろうという読みがあった。国境に近い病院の上空で爆撃機を飛ばせば、隣国の軍隊が警戒するだろう。シータ病院は、私たち医療者はもちろんのこと、患者たちも安心して治療が受けられる場所だった。

綺麗に晴れた冬、2012年11月後半の昼過ぎのことだった。

誰もが一切の警戒をしていなかった。予告も予兆もなかった。

その「音」を聞いた時、私はちょうど2階の病棟から、1階の手術室に向かって階段を下りていた。

これは飛行機の音ではないか？

とっさに階段の窓から上空を見上げたが、「いや、まさかそんなはずはないだろう」と気を取り直して、再び階段を下りかけたその瞬間、轟音が病院全体を覆った。

私は手術室に駆け込んだ。

オペの最中のフランス人の外科医と、同じくフランス人の女性麻酔科医、そしてシリア人看護師全員に向かって、

「飛行機が飛んでる！」

と叫んだ。そこにはムスタファもいた。

私はすぐに再び手術室のドアを開け、様子をうかがった。

入院患者と付き添いの家族たちがパニックになって、2階の病室から1階に下りようとしていた。

「この病院が狙われている！」と叫んでいた。

飛行機がこの病院の上空を中心に旋回しているのは間違いなかった。

爆弾が落とされる！

私も心境は、病院を飛び出していく患者たちと一緒だった。どうしたらよいのだろう。本当にこんな時が来てしまうとは思わなかった。

私は、その場にいるのが自分だけであれば、間違いなく病院を飛び出していたと思う。

でも私たちは動けない患者たちを抱えていた。

シリアを出発する前から、こうした事態への判断について悩みを抱えていた。紛争地である以上、リスクを背負うことは承知で出発している。空爆や銃撃戦、誘拐に巻き込まれた場合の適切な行動や対応として、シミュレーションやトレーニングも受けていた。

ただし、その時に「もし患者を抱えている場合」はどのような行動をとったらよいのか。

いくら訓練していても、実際の現場では「想定外」の事態が起こる。そうした場合、リーダーの判断に従うしかない。

「撤退！」

手術室のドアが勢いよく開いた。

フランス人の女性チームリーダーだった。それだけ言って、また足早に去った。

私は相変わらず逃げる気配もなく手術をしている最中のフランス人の外科医と麻酔科医に撤退命令を伝えたが、何の反応もなかった。

そのあたりだと記憶している、ものすごい振動を感じたのは。

爆弾が本当に落ちてきた。私はとっさに手術室のワゴンに摑まり、下を向いて体を萎縮させた。ひどい地響きだった。心臓は破裂してしまいそうだった。

地響きが落ち着き、顔を上げた。体全体が心臓になってしまったかのように、大きな拍動（はくどう）が体中を波打っていた。

顔を上げた私が目にしたものは、表情一つ変えていない外科医と麻酔科医だった。何事もなかったかのように手術を続けている。

その時に私は思った。この人たちは爆弾ごときで撤退する気が微塵たりともないのだ。

冷静だったのは、この二人だけではなかった。

ムスタファも、他のシリア人看護師も同様だった。そしてムスタファが私にこう言った。

「落ち着いて。この爆弾でYUKOが死ぬ時は俺も死ぬ時だから。俺は怖くないよ。だからYUKOも怖がらないで」

再び強い振動と地響きが襲った。

撤退できない

またチームリーダーがやってきた。

「YUKO！　手術室はどんな状況なの？　撤退できるの？」

チームリーダーは携帯で誰かとつながっているらしく、携帯を片耳にあてたまま、同時に私とも話している。相手はおそらく本部だろう。撤退は本部命令に違いない。

「無理！　今のこの手術を終えても、まだ次の患者の手術をしなくては。全部で3時間はかかるはず」

そう、その日はイドリブで空爆の被害にあった患者たちを収容し、予定の手術を中止して、飛び込みで緊急手術を行っていた。大腿部から激しく出血していた、同じくイドリブから運ばれてきた患者も手術待ちをしていた。救急医が輸血を含むもろもろの処置で何とかつないでいたが、彼も一刻も早く手術をしなくてはいけない。

私は救急室にその患者の様子を見に行った。50代くらいの男性で、輸血や点滴などのチューブでつながれている。

意識が朦朧としている。強い痛み止めを打たれていたのかもしれない。

初老の男性が力なく背中を丸めてそばに座っていた。この患者の兄だという。

私を見上げた。彼と目が合った時に、彼が抱えている不安のすべてが伝わってきた。

自分の弟が空爆で負傷をし、生死をさまよいながらもやっと病院に辿り着いた。聞くところによると、5時間もかかったそうだ。

この病院に到着した時に、これで弟は助かると思ったに違いない。その矢先にこの病院にも飛行機が現れてしまったのだ。不安で仕方がなかっただろう。

私には、この患者とその兄を残して撤退など絶対にできない。

後から聞いたが、爆弾は6発落ちたという。私たちの存在が政府側に認識されていたのは不思議ではない。上空から見ても、救急車が停車し、屋上には多くのシーツが干してあることから、目印も明確だったであろう。

ただし、その6発の爆弾は一つも病院に当たることはなく、全部が病院周辺の道路に落ちていた。奇跡というべきか、怪我人を一人も出さなかった。

爆弾を落とす側の腕が悪かったのだ、などと言う人もいれば、これは政府軍からの警告だったのだ、という見方をする人もいた。真相はいまだに分からない。

結局、このチームリーダーは私たちにイドリブの50代の患者の手術をさせてくれた。それを終えたタイミングで、チームリーダーと3人の医師たちを現場に残し、私を含む数人が隣国に退避させられた。

飛行機はその6発の爆弾を落とした後、戻ってくることはなく、2日後には私を除く全員が現場に戻り、通常業務が始まった。

私にとって、2日後というタイミングは、ちょうど任務を終える日でもあった。隣国の滞在ビザが切れてしまうので、そのまま帰国となった。

再びこの国に戻るのは、この日から約半年後だった。避難民で賑やかだった村は、後にISとなるグループを含むたくさんの武装集団で覆いつくされていた。

こうして私は2012年11月末日、約3ヶ月働いたシータ病院を去った。この時から私はある思いを抱くようになった。

ジャーナリストになりたい。

それはイコール、看護師をやめるということだった。看護師は私の天職だ。自分の心の声に気づいた高校3年生のあの日から、看護師への思いと共に私は生きてきた。看護師になれて嬉しかったし、患者の回復を見守っている時、自分はいつでも幸せだった。

しかし、私は来る日も来る日も、瀕死（ひんし）の患者が途切れることのないシリアに来てしまった。一つの手術が終わり、一つの命が助かったとしてもそこで終わりにはならない。死線をさまよう患者が手術を待っている。3ヶ月の間、その繰り返しだった。

収容される患者の流血を目にし、患者のうめき声や、家族の泣き叫ぶ声を聞く日常を繰り返すうちに、この流れを止めるには、空爆を止めなくてはいけないと思うようになった。戦争が終わらない限り、患者の収容は永遠に続く。

私は腹が立っていた。なぜ、どうして、こんな非人道的な悲劇がこの世で起こってしまうのだろうか。市民たちの流血を、苦しみを、叫びを、恐怖を、世界は知っているのだろうか。この戦争を止める者はいないのか？

私は自分にも腹を立てるようになっていた。看護師をしているだけでは、戦争を止めることはできない。その歯がゆさが自分自身を追い詰めていた。

私は、目の当たりにしてしまった戦争の恐ろしさと愚かさを多くの人々に伝えたかった。

心の中に、ジャーナリストという別の世界への関心が芽生え始めていた。

ジャーナリストからの門前払い

看護師と、国境なき医師団という二つの夢を捨て、戦争への怒りと、それを止めたいという勢いのみでジャーナリストへの道を決断し、日本に帰国した。

当時どのような勉強をして、どのような道を辿ればジャーナリストになれるのかという方法は分からなかった。それでも私ははっきりと決断をしたのだ。

具体的なアドバイスを求めて、実際のジャーナリストに相談をした。ジャーナリストになること自体は決めていたので、その報告をしたうえで、具体的にどのように仕事をしていったらよいかというアドバイスを聞きたかった。

ところが、こんなに大きな決断をしたのにもかかわらず、私はまったく相手にしてもらえなかったのだ。

ある一人は、

「ジャーナリストになったからといって戦争は止められないよ」

と言った。

「その仕事は僕たちが頑張ってやるから任せておきなよ」

と言う人もいた。

別の人の言葉は、とどめであった。

「あなた、看護師でしょ。だったら今こうしている間にも現場に戻って人の命を救いなさい」

私は彼らに歓迎と激励をしてもらえるものだと思っていたので、その反応は予想外だった。真剣な思いを抱えていた私は、軽くあしらわれてしまったと思い込んだ。

結局私は、ジャーナリストになるための道しるべが見つけられず、人生の路頭に迷ってしまったかのように、しばらくの間ものすごく落ち込んでしまった。

今思うと、プロのジャーナリストに軽くあしらわれたというのは私の誤解であり、私に対する彼らの適切な見極めだった。ただし、この時の私にはまだ分からなかった。

それから半年後の2013年6月、再びシリアの地を踏んだ。

私は看護師としてこの国に戻ってこられた運命に感謝することになる。

村は変わった

シリアは様変わりしていた。まず国境付近で形成されていた難民キャンプが、もはや一つの村を形成しているかのように巨大になっていた。食料や衣料品などを扱うマーケットすらしっかりとできていた。

何よりも驚いたのは、武器を携帯した兵士と武装車の数だった。

武装して集まっている集団は、いわば市民出身のアマチュア兵士たちである自由シリア軍とは違う、何だかプロっぽい怪しい雰囲気を醸し出していた。どうやら、外国人グループたちもいるようだった。

私は、今回の入国前にあるジャーナリストからこのようなアドバイスを受けていた。

「まあ、ないとは思うけど、もし今回の活動地でこういう旗を見かけたら、帰国しなさい。こうなってしまっていたら、相当やばいから」

彼がスマートフォンで見せてくれた写真には、黒地に白いアラビア文字の入った旗が写っていた。彼自身、シリアには何度も入って内戦の取材をしているベテランである。

その彼は「もし見かけたら」という言い方をしていたが、「見かける」どころの話ではなく、入国してからシータ村に辿り着くまでの間にあちこちに掲げられていて、不気味なオーラを醸し出していた。それはイスラム過激派たちの旗で、その一部が後にISとなる。

シータ病院に近づくにつれ、イスラム過激派の数が多くなり、さらに驚いた。その当時、村には11のそれぞれ別のイスラム過激派が入っていた。

シータ病院も様変わりをしていた。スタッフの数は増えていた。

女性はみんな黒いアバヤと呼ばれるマントのような上着を着用して全身の肌を覆い、

顔はニカーブと呼ばれるもので目以外をすべて覆っていた。

以前はそのような恰好をする女性は、この村にはいなかった。これはイスラム過激派グループの影響によるものだった。

ムスタファは相変わらず手術室で頑張っていた。手術室の看護師の数も増えて彼にかかる負担も、少しは楽になったようだ。

一方、運ばれてくる患者は相変わらずひどい状態だった。戦争は止まらないどころか、ますますひどくなっている。政府と反政府の内戦であるはずが、外国からの武装勢力が入り込んで、さらに複雑化してしまっている。この戦争はどの方向を向いているのだろうか。

どう転ぶにしろ、泣いているのは戦争にまったく加担していない一般市民だ。

看護師だから見ることができた笑顔

私は手術室の看護師長ではあったが、手術室のみならず、病棟にもよく顔を出し、患者と接する機会をつくっていた。

普段から患者を個として見ようと心掛けている。それはここシータでも同じだった。集団で運ばれてくる患者を大勢の中の一人として扱いたくはない。そこには生きた人間がいて、それぞれの名前があり、また、それぞれ別の人生の歴史がある。病棟では患者の名前を呼び、アラビア語で話しかけ、手を握った。

その中に、17歳の女の子がいた。彼女もまた空爆の被害者だった。戦争が始まる前までは高校に通っていた普通の女の子だ。

彼女の両足はめちゃめちゃになった。かかとの骨が左右とも粉砕されてしまって、もう二度と歩けない。その周辺の皮膚は感染してしまい、その治療をするために3日に一度の頻度で手術室に運ばれていた。

彼女は、ふさぎ込んでいて、私が話しかけたり手を握ったりしても、反応が見られなかった。傷の痛みは相当あったに違いない。そして心の傷、空爆を受けた時の恐怖、将来への不安、悲しみや怒り、憎しみという感情すら、もしかしたら抱えていたかもしれない。

私はそれでも話しかけ、手を握り続けた。私はこの頃、アラビア語を少しずつ話せるようになってきていた。

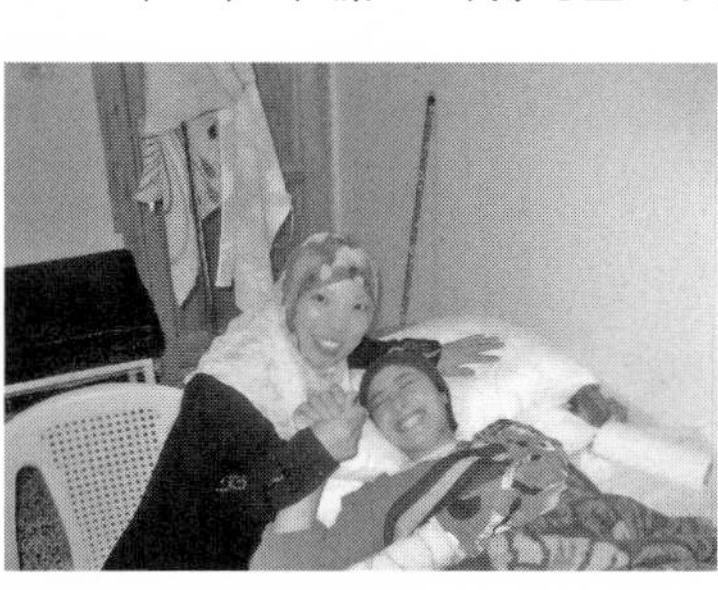

空爆で足に重傷を負いふさぎ込んでいた女性患者が、ようやく心を開いた瞬間。

彼女が入院して１ヶ月は経っていた頃だと思う。ある日、私は彼女に一緒に写真を撮ろうと言った。

私は３ヶ月の活動期間が過ぎ、明日にはシータを去らなくてはならなかった。明日から彼女に話しかけることも、手を握ることもできなくなってしまう。彼女にはそれをきちんと伝えた。この時はまだ下を向いたままの無表情な彼女だった。

しかし、たまたまシャッターを切るのをお願いしたシリア人の看護師の男の子がよかった。彼はとてもひょうきんで、何とか私のために良い写真を撮ろうと、変な顔をして何度も彼女を笑わそうと工夫をしてくれた。

そしてついに彼女が笑った。

それも満面の笑みだった。

私は思わず彼女を抱きしめた。看護師として戻ってきて本当に良かった。ジャーナリストになっていたら、この子の笑顔に出会えなかっただろう。看護師だからこそ彼女の素敵な笑顔が見られた。看護師でなければ見られなかった。

彼女の闘いはこれからだ。退院をしても、歩くことができない彼女を待ち受ける世界は間違いなく厳しい。そんな時に、私という外国からきた看護師が、毎日手を握って話しかけてくれたなぁ、などと思い出すことが彼女の今後の励みになれば、と願った。

私は、戦争を止めたいという気持ちから、ジャーナリストになりたいと思っていたが、この女の子の一件から、看護師として、辛い気持ちを抱えている患者の支えになることで、負の感情を軽減させ、憎しみの連鎖や次の新しい戦争への連鎖に歯止めをかけるのも可能かもしれない、と考えるようになった。

私には、戦争被害者たちの苦しみをすべて理解することはとうていできない。戦争は本当に残酷だ。

だけど、危険なリスクを背負いながら海外からはるばるやってきて支援している人たちもいるのだ、と知るだけでも、彼らに希望を与えられるかもしれない。

私はこれからも看護師として現場に入り、患者の手を握り続けようと誓った。

第5章
15万人が難民となった瞬間
南スーダン編

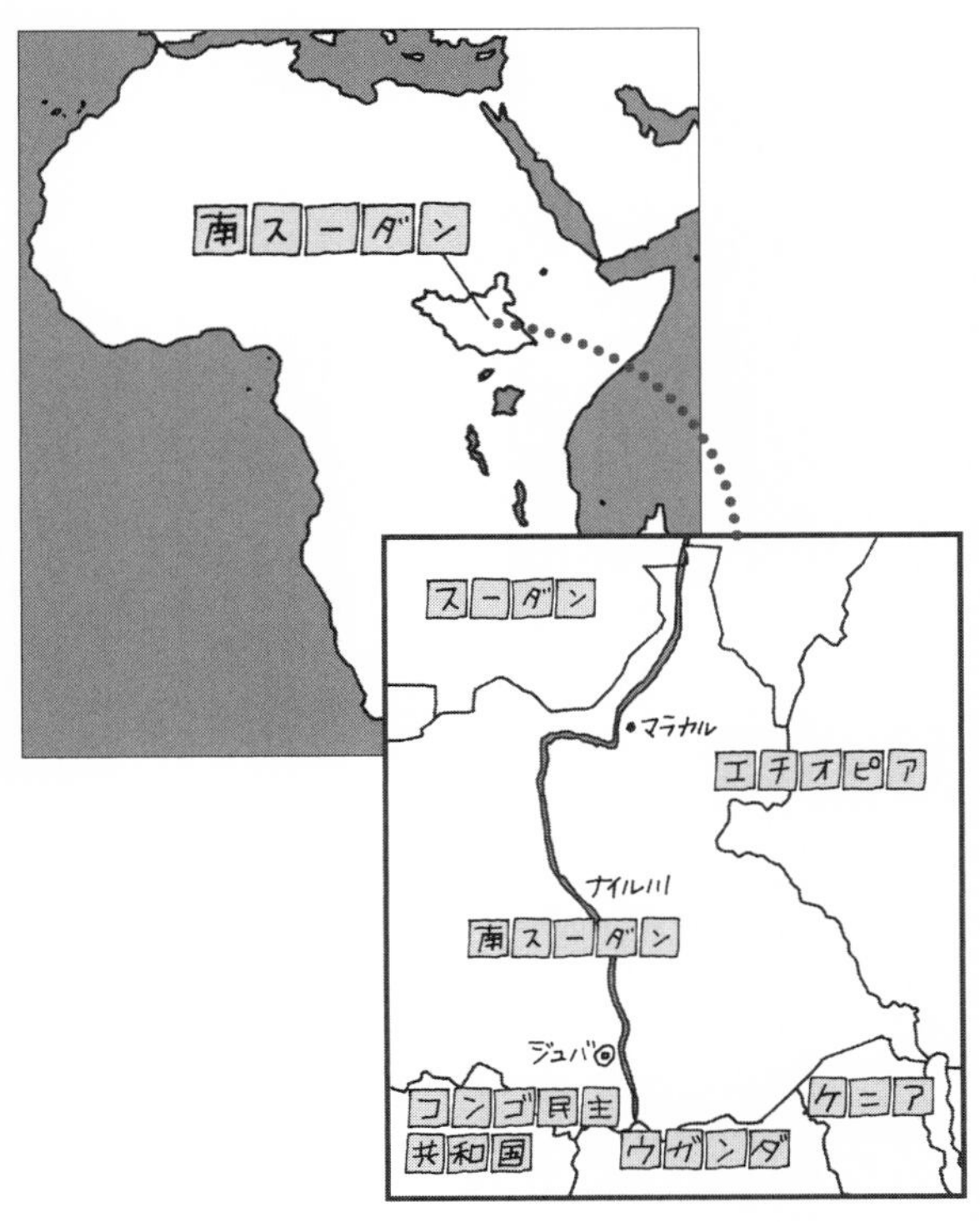

トイレには気をつけろ

2014年2月、私は初のアフリカの地、南スーダン共和国に降り立った。6回目の派遣だ。MSFでは、次のような言い回しがある。

「南スーダンに行かなければMSFの派遣を経験したとは言えない」

これは南スーダンでの生活環境がいかに過酷かという表現である。これを克服した者こそ真のMSFのスタッフである、という意味も含む。

私がMSFに入った2010年あたりは、南スーダンから帰還したスタッフの経験話は一つの勲章のように伝えられていた。

南スーダン共和国が建国されたのは2011年である。正式な国名としては、当時はまだ分離・独立前のスーダン共和国だったが、国内では南北の内戦が長きにわたって行われていたので、当時から「南スーダン」と呼ばれていた。

南スーダンに関して、MSFで話題になるのがトイレの問題である。夜にトイレに行くためには、懐中電灯を持って外に出なくてはならない。

あるスタッフが夜にトイレに行こうとして懐中電灯を忘れてしまい、再び部屋に取りに戻った。そしていざトイレに着いた時に、懐中電灯は忘れたままの方がよかったと思った、という。なぜなら懐中電灯で照らしたトイレの中はゴキブリやネズミ、その他正体不明の昆虫であふれていたから、とのことだった。

また別のスタッフは、食事は質素なうえに外で用意されるので砂が混じり、とうてい食べられない、と語っていた。南スーダン・ダイエット、という言葉もある。口にできる食事が少ないので、体重が減少してしまうらしい。

ＭＳＦでの生活環境は派遣される国や地域の状況によって様々である。東京のマンションとなんら変わらないような建物で、トイレ・バス付きの個室が与えられるような好条件の場所もあれば、テント生活を送りながら援助を行うような場所もある。

私が経験したシリアの病院のベランダ暮らしは夏の時期はまだよかったが冬は本当に寒く、ペットボトルにお湯を入れて抱えながらでないと、寝つけないような状況だった。

南スーダンの生活環境は折に触れて聞いていた。だが、シリアでも厳しい生活を続けていたのだから、実際に南スーダン行きの話がきた時にも、きっと大丈夫だろう、と高を括っていた。

　こうした状況は、一昔前の話であり、最近の南スーダンでは、生活環境はかなり改善されているとも聞いていた。私が派遣される先も、ある程度整った街の病院だったのでそれほど心配していなかった。

　南スーダンは、「アフリカ最長の内戦」と呼ばれた長い対立の結果、２０１１年にスーダン共和国から独立をした、世界で一番若い国だ。アフリカ大陸の東側に位置する内陸国で、北側のスーダン共和国を含め、６ヶ国と国境を接する。日本の１・７倍の国土を持ち、人口は１２２３万人。多数の民族が暮らす。莫大な石油埋蔵量を持つ。独立を勝ち取った南スーダンだが、人々の大きな希望と熱い情熱はあっという間に消え去ってしまった。

　戦争が終わってまもなくした２０１３年12月、政権内の派閥抗争から石油の利権も絡む内戦が始まってしまった。それは民族間の殺戮へと発展した。

　ＭＳＦはスーダン共和国時代の内戦期から南スーダンの支援をしてきたが、今回勃発した内戦で新たに支援チームを編成し、マラカルという街に海外派遣スタッフを10人ほど派遣することになった。その中の一人が私だ。

　ほとんどのメンバーは、戦闘勃発時の２０１３年12月から支援に入っていた。私たちはマラカルにある政府運営の病院をサポートする任務を担っていた。

静かな国

14年2月11日に南スーダンに入国。初めてアフリカの地を踏んだ。飛行機の窓から見下ろす南スーダンの景色は、私が描いていたアフリカのイメージとそう遠くはなかった。しっかりと赤い色をした大地と綺麗な緑、そしてどこまでも続く大きなナイル川が見えた。

第一印象は「静かな国」だった。住民が静かに、大人しく、控えめに暮らしているように感じた。マラカルは南スーダンの北東部、上ナイル地方に位置する。

実はマラカルに到着した際、正直拍子抜けしてしまった。つい1ヶ月ほど前の戦闘で数千人規模の被害者を出したというが、街自体にはそれほど破壊されたような跡はなかった。人々は出歩き、ごく普通の日常を送っているように見えた。

15万人規模のマラカルの街は碁盤の目のように縦と横の道路でブロックが形成されている。民家やお店が綺麗に立ち並んでいた。空き地にはたくさんのお店が連なる野外マーケットがあり、食料や物資も豊富に揃っていた。

もちろんこの街の食料や住宅などは国連をはじめとした様々な機関からの長期的な援助を受けて成り立っている。民家の多くがコンクリートの一軒家だったが、藁葺(わらぶき)屋根のトゥクルと呼ばれる伝統的な家も街の端の方には見られた。

信号は見当たらないが、そこまでの交通量はなかった。車を見たらそれは援助機関のものだと思って間違いなかった。街全体は質素ではあるけれど貧困というほどではない。みんながシンプルな暮らしをゆっくりと送っている、そんな印象だった。

街の中心部にＭＳＦが支援をしている政府運営の病院があった。その病院は想像以上に立派で、地元のスタッフがたくさん働いていた。病院の敷地はとても広く、端から端までは車で移動したほうがよいくらいの広いスペースがある。その中にいくつもの建物が並び、救急室や外来、外科や小児科、感染症などの病棟に分かれていた。

この病院でのＭＳＦの担当は救急室で、国際赤十字が手術室と外科病棟を受け持っていた。２０１３年12月の戦闘で傷ついた被害者の収容はすでに済み、現在治療を継続中だという。外科病棟に行ってみると、確かに戦闘時に収容された被害者がたくさん入院していた。

戦闘も終わり、これ以上新規の被害者が出てこないと思われるなかで、この病院にこれ以上のサポートは必要ないのではないか、と感じた。

実は今回私が他のメンバーより一足遅れて招集がかかったポイントはここにあった。マラカルの病院に対する支援は、この時点では充分に足りていた。ただし、多くのマラカル住民がナイル川沿いに避難し、今でも帰ることができずに避難生活を強いられている。そこでMSFは、ナイル川沿いの避難民集落の支援を行う計画を立てたのだ。その川沿いの集落を円滑に巡回するために、ボートを活用することになっていた。そのための特別支援チームに私が加わることになった。他にはスペインから来ていた内科医師とカナダ人の助産師、そして南スーダン人の通訳の全部で4人が配属された。

このチームの目的は、まずは避難民の状況調査だった。避難民集落の場所や規模、そして医療ニーズの調査をし、必要に応じた医療計画を立てるというものであった。

マラカルの生活環境自体はそう悪くなさそうだった。私たちの宿舎は街の中にある一軒家で、夜こそ電気が使えなかったものの、ガスも水道も問題なかった。部屋もトイレもシェアだが、それは南スーダンに限らず他のほとんどのプロジェクトでも同じである。

到着初日に出された料理はパスタとチキン、そして野菜サラダで、これらもとても美味(おい)しかった。当然家の中で料理して食べるので砂など混じることもない。

シリアのベランダ暮らしに比べたら快適度は断然上だ。やはり南スーダンの過酷な生活環境を乗り越える武勇伝は一昔前の話になっているのかもしれないと思った。ところが、この暮らしはたったの一晩で終わってしまった。

新たな戦闘の影が、私たちの見えないところでゆっくりゆっくり近づいていた。

ナイル川をくだって

翌日、私たちボート支援組の4人はナイル川を出発した。ナイル川は、どこまでも力強く流れ続けていた。この川は多くの生命を維持しているのだろう。

「カバに気をつけなくてはならない。このボートトリップの一番のリスクだ」

そう教えてくれたのはスペイン人内科医師のユアンだった。60代の彼はアフリカの難民支援のベテランだった。大人しくてかわいいと思っていたカバは、実際には凶暴で、ボートぐらい簡単に転覆させてしまうのだとか。

私は専門が手術室看護師であるため、難民支援は初めてだった。川沿いで暮らしている避難民たちはどんな医療ニーズを持っていて、そしてボートでどのような援助ができるのだろう。未知数だったが、ユアンがいたので安心できた。

細身のユアンだったが、長年のアフリカ援助で焼けた肌は逞（たくま）しさを感じさせた。穏やかでとても優しく、不慣れな私にアフリカ特有の感染症や治療方法などを丁寧に教えてくれた。

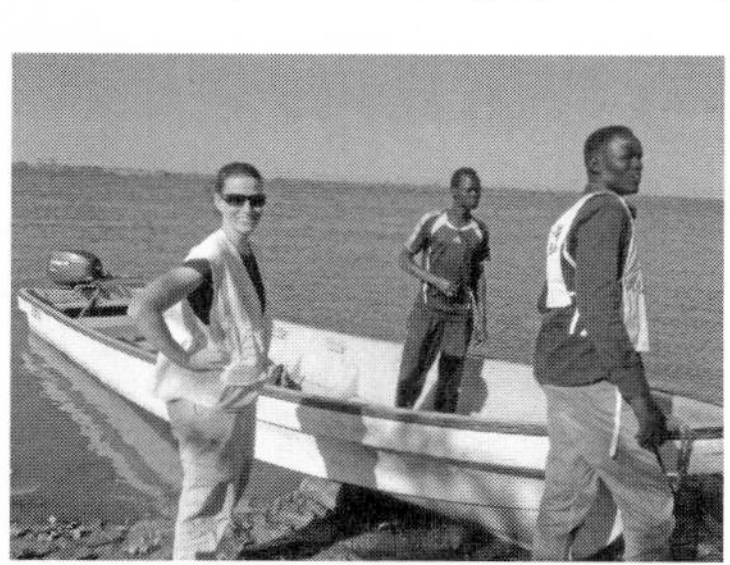

避難民に医療を提供するため、ナイル川をくだる。左の女性はカナダ人助産師シオバーン。

もう一人のメンバーはカナダ人のシオバーンという20代後半の助産師だ。今回MSFでは2回目の派遣だという。

「これで子供たちと遊ぼうと思って」

そう言って彼女がバックパックから取り出したのは、シャボン玉のセットだった。

彼女の肌はとても白く、ボートトリップでの日焼けで真っ赤に火傷（やけど）してしまうのではないかと心配してしまった。彼女は明るく、ユアン同様にとても優しい性格で、私たちは自然に心を開いて何でも話せる仲になっていった。

地元のボート操縦士により、エンジン式のボートで50分ほど移動したところに避難民たちの集落が確かに存在した。戦闘から逃げてきた人々が、何とか木や布をつなぎ合わせた囲いを作って、土の上で生活をしていた。そこには赤ちゃんもたくさんいた。シオバーンは、助産師としてさっそく赤ちゃんの状態のチェックを始めた。ユアンはこのコミュニティのリーダーを探し、状況を把握しようと努めていた。食事は漁をしたり、ボートで近隣村に行って仕入れたりしているようだ。

ここには二人の看護師がいて、健康管理をしているというが、実質的には何の物資も薬剤もない。栄養失調の症状のある人やマラリアなどの病人もいたが、弱っていても日陰で寝かせているだけだった。ユアンが診察を始め、私はその介助をした。

私たちは翌日からしばらくここに通って診療を行うことを決めた。

戦闘が始まる

ボートトリップから帰宅をすると、宿舎の中の様子がおかしかった。メンバーたちがせわしなく荷物をまとめている。

「マラカルで戦闘が始まる。ここを脱出するから荷物をまとめて」

チームリーダーのカルロスが言った。

まったくの予想外だった。

マラカルの戦闘はもうすでに終わったはずだ。

たった今、ナイル川の船乗り場から宿舎までの10分ほどの距離を車で走って戻ってきたが、外の様子は何も変わっていなかった。

戦闘が起こる実感のないまま、カルロスの言う通りに自分の荷物をまとめた。

「キッチンの食料もできるだけ持ちなさい」

医療チームリーダーで、看護師のスーザンが言った。私と同じ年くらいだろうか。もう少し上かもしれない。彼女もMSFのベテランだ。彼女は貫禄のあるリーダー格だ。

何の実感もないまま避難の準備を進めつつ、どうせまたこの宿舎にすぐ戻ってくるのだろうと思っていた。粛々と自分の荷物をまとめ、スーザンの言う通りにキッチンにあったパンや野菜なども持った。

「戦闘が始まれば携帯が使えなくなるかもしれない。今から無線機の使い方を教えておく」

物資・器材の調達や管理など、非医療の側面からチームをサポートするロジスティシャンと呼ばれるスタッフが周波数の合わせ方や、無線で使ってはいけない言葉と、それに代わる暗号をレクチャーしてくれた。

実際に無線を手にした時、なんだか物騒なものを渡されてしまったと思った。暗号など、いざという時にパッと頭に浮かんで出てくるだろうか。無線を使う機会などありませんように、と願った。

そうこうしているうちに、窓の外には政府軍の武装車が何台も現れ一気に不穏な空気に包まれた。戦闘とはこんなにも急に始まってしまうものなのか。

リーダーのカルロスが、別の地域で活動をしているMSFのチームと連絡を取っている。

「やはり反政府軍がこのマラカルに向かっているらしい」

反政府の軍隊と思われる大勢の武装集団がボートや徒歩でマラカルに向かって移動しているのを、別チームが確かに目撃していたのだ。ということは、その反政府集団の到着次第で、マラカルを舞台にした戦闘が始まるのか。

荷物をまとめ、私たちが車で向かった先は街から6キロ離れた国連の基地だった。

国連はさすがに安全であるに違いない。

私たちは広大な国連敷地内の、さらに職員宿舎の陣地に入れてもらった。といっても、端っこの荒れ果てた土地の一部にテントを建ててよい、というだけの話だ。MSFだけではなく、そこには数多くのNGOや援助機関も一斉に避難してきていた。15団体くらいはいただろうか。国際赤十字の姿もあった。

そう思うと改めてマラカルは多くの援助機関に支えられていたのだと分かる。私たちは敷地内の隅に入れてもらっただけで、生活はそれぞれ自力でということらしい。国連からの援助は一切なかった。MSF９人の海外派遣スタッフは、みんなで一つの大きなテントを建て、キッチンから持ってきたパンなどを食べながらその晩を過ごした。

翌朝の２月17日。目が覚めてから目にした光景に驚いた。

これは一体……。

国連に避難したのは、私たち援助機関だけではなかった。

私たちとフェンスを隔てた向こう側で、何万人にものぼるマラカルの住民たちが集まっていた。彼らも街を脱出し、この国連で一晩を過ごしていたのだ。

考えてみたら当然かもしれない。広大な敷地を持つ国連のフェンスに沿う形で、どこまでもどこまでも人の波が押し寄せていた。

決してふさわしくない表現であるが、それは壮観ともいえる眺めだった。

その日、チームリーダーのカルロスが一人ひとりのスタッフを呼びだした。

彼は、普段口数が少ない。私が過去、一緒に組んできたチームリーダーに比べると、穏やかで控えめなところがある。

強いリーダーというイメージではなかったが、私にこのような状況での判断などできるはずはなく、カルロスを信じ、頼りにするしかなかった。

私がカルロスに呼ばれる番になった。

「NOと言っていいんだよ」

こう切り出した彼の表情は真剣そのものだった。

「戦闘が始まったらマラカル空港が閉鎖されてしまうだろう。その前に首都への撤退を考えなくてはならない。だけど、やはり犠牲者が出た時の対応もしなくてはならないから、何人かは残しておきたい。YUKOは手術室看護師という経験から、戦闘の犠牲者に対してできることがあると思う。残ってくれるか？」

マラカルには小さな空港があった。この空港こそ、いや、この空港のみが私たちの出入り口、ライフラインだ。

南スーダンには、舗装道路がないに等しい。国内の舗装されたすべての道路をつなぎ合わせても60キロにしかならない。

インフラが整っていない国にあって、国内移動の手段は飛行機しかない。その空港が閉鎖されてしまうと私たちに逃げ道はない。

「大丈夫、残ります」

残ることに迷いはなかった。医療活動のために誰かが残らねばならないのであれば、私に、NOという選択肢はなかった。

ただ、私は空港が閉鎖されてしまうことがどういう事態を引き起こすのかを充分に理解しておらず、この時はまだ楽観していた。

こうしてカルロスが指名した通り、私、ユアン、スーザン、シオバーンを入れて6人が残り、あとの3人は一時撤退という形でその日のうちに首都のジュバに飛んだ。この日の飛行機では他にも多くの援助機関やNGO団体がマラカルを後にした。

この飛行機は、本当に最後の撤退のチャンスだった。

防空壕に避難

プレハブ形式でいくつものトイレが国連敷地内に点在していた。しかし飛行機が飛び立ったその日、国連敷地内のすべてのトイレに鍵が備え付けられてしまった。国連のスタッフのみに鍵が支給され、私たち外部の人間は一切利用できない。トイレのみならまだしも、他に水道はなく、水へのアクセスが完全に閉ざされてしまった。

これには、困り果ててしまった。

3人をジュバに避難させ、MSFメンバーは6人となった。カルロスは国連や他の援助機関とのやり取りで忙しかった。

医療チームのリーダーで看護師のスーザンと内科医師のユアンは、まだ戦闘の始まっていないマラカルに戻り、病院から車に積めるだけの医療物資と薬剤を持ってこようとした。

だが、薬剤はあっても温度管理ができないここでは、持ってこられる薬剤に限りがあったようだ。

その間、私はどうにか水を確保できないだろうかと国連敷地内を歩き回った。気温は50度を超えている。水がないと体が洗えず、洗濯もできない。手を洗うことさえできないのだ。

飲用水だけは大量に保持していたので、そちらの心配はしていなかった。トイレは草むらで、シャワーはひたすら我慢する以外にはなかった。

戦闘は本当に始まるのだろうか。

いつ始まるのだろうか。

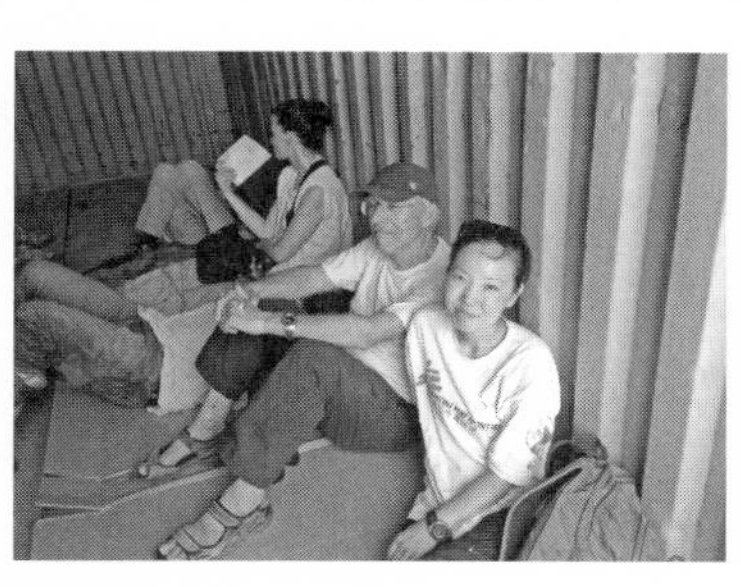
防空壕内は50度超。

翌朝、2月18日。国連に避難をしてから迎えた2日目の朝、まだ寝ている時間だった。

「始まった！」

みんなで飛び起きた。砲撃音だ。

本当に戦闘が始まった。

フェンスの外側ギリギリにいた市民たちが、このフェンスを越して国連宿舎の敷地内になだれ込んできた。子供を何人も抱えて走り込んでくる女性たちの姿もあった。また子供が赤ちゃんを抱えて走る姿も見た。

国連にはいわゆる防空壕がいくつかあった。国連の職員がやってきて、防空壕に入るように指示してきた。そこは野良犬の巣窟となっていて、ものすごく汚い場所だったが、指示に従う他なかった。

何匹もの痩せこけた犬たちを追い出したが、犬たちはしばらくすると戻ってきた。そのたびに嚙みつかれないかと怖かった。

彼らは私たちの知る「懐く犬」ではなく、生き残るためには人に危害を与えても不思議ではない「野生の犬」だった。

市民たちは国連職員によってフェンスの外に追い出されているようだ。気の毒だが、数万人の市民を入れるわけにはいかない事情は理解できた。

戦闘の音は激しく続いた。時々銃弾や爆発物の破片が飛んできたため、身を守るには防空壕に入っているしかなかった。

この時期のマラカルは本当に暑かった。朝の8時ともなると、もう汗が出てくる。そのうえ、風の通らない防空壕内でひしめき合いながらじっとしているしかない。それは拷問のような時間だった。

私たちは気温計を持っていたが、それは50度までしか計測できない。午後2時あたりからは上限温度に達し、それ以上は実際にどこまで上昇しているのかを把握できなかった。夕方5時あたりから、計測芯が50度から少しずつ下降していく。

毎日、戦闘の音は鳴り響いていた。このような砲撃音や銃撃音を聞くのは初めてではなかったが、ここまで連続するものを経験したことはない。

初めは耳がおかしくなりそうだったが、慣れというものは怖いものだ。何日も聞いているうちに次第に気にならなくなってきてしまった。

紛争地の活動でよく言われる言葉がある。

「怖いと思う者は帰国した方がよい。ただし怖さに麻痺してしまった者は一番に帰国させなくてはならない」

戦闘の音を聞いて、それが危険なのだという判断は常に失ってはいけないということだった。

後のイラクの活動時に、チームリーダーからこう言われたこともある。

「怖くないと思っている者は手をあげろ。そしてただちに帰国をしなさい」

怖がっていては確かに冷静な仕事はできない。ただし怖さを完全に失ってしまえば、命取りの行動を起こしてしまう危険がある。そのような行動を取ってしまう者はチーム内に置いてはおけない。

今思うと、この時の私は本当に危険な状態に置かれていたかもしれない。ここまでずっと戦闘音を聞き続けてしまっていたので、砲撃音や銃声の一つや二つ何ともない心境になっていた。しかし、現実にはその銃弾一つが命を奪うのだ。

〈国連の入り口に負傷者がたくさん流れ込んできている。救助に行きたいNGOは申し出るように。ただしセキュリティは保障できない〉

昼になり、ヘルメットを被り防弾チョッキを着た国連スタッフの一人が、NGO団体でひしめき合っている防空壕に、このような通達を持ってきた。

カルロスが、MSFのリーダーとして被害者の救助に名乗り出た。私も他のメンバーもまったく異義はなかった。

続いて国際赤十字が話し合うために防空壕内でミーティングを始めた。

国連の入り口までの距離は徒歩で10分ほどかかる。問題はその10分の距離だった。その移動の間の安全と、もちろん救出中の安全だ。これがネックとなり、名乗り出るのを決めかねているのだろう。

路面に放置される患者たち

私たちは防空壕を出た。

被害者が集まっているという場所まで案内された。

案内をしてくれる国連職員たちは防弾チョッキを着てヘルメットを被っていたが、私たちにはそのような装備はない。そもそもそんな装備をしなくてはならない場所での活動を想定してはいない。

血を流している市民たちは、路面に放置されていた。そのまま死んでいる者、苦しみながらうめいているもの。１００人はいただろうか。砲撃音、銃撃音が鳴り響くなか、次々に血を流した者たちがやってきている。

国連の医者たちは一切見当たらない。彼らは何をやっているのだろう。てっきり彼らがとっくに救助に手をつけているものかと思っていたが、そうではなかった。国連には医師団が派遣され、手術室を含めた立派な医療施設があるはずなのにどういうことなのだろうか。

私たちは昨日スーザンが病院から持ってきた医療物資を使い始めた。しかし、コンクリート上での医療活動には限界があった。

せめて国連の病院内に入れさせてもらえないか交渉したが、断られてしまった。彼らは、国連職員の健康管理のために派遣されているため、市民の救出には一切関与しないという。なおさら私たちが頑張るしかなかった。

そこでカルロスともう一人、日本人のロジスティシャンの小野不二雄さんが、せめて患者が屋根のある場所で寝られるようにとビニールシートとロープで、収容の場所をいくつかに分けて作ってくれた。

その後、国際赤十字のチームが私たちと同じように決断し、救助に駆けつけてくれた。とても心強かった。彼らは医療物資や薬剤をたくさん持っている。テントも提供してくれ、全部で五つくらいのスペースを作れた。

この日からMSFと国際赤十字は一緒になって、この路面での援助活動を続けたのである。

それでもその時の私たちにできたことと言えば、傷の消毒をしてガーゼを当てるだけ、という表面的な手当てだけである。診察も検査も何もできず、こんなことで流血している人間の命を助けられるはずはなかった。

点滴は、50度以上の気温の中では使用できない。体内に投与できないレベルの高温となっており、成分も変化してしまっている懸念があったからだ。陽が照りつける劣悪な環境のもと、うめき声が次第に静かになり、やがて息絶えていった。

翌日には被害者がもっと増え、翌々日はさらに増え、という日常が繰り返され、やはり多くの市民たちが亡くなっていった。

簡単に奪われる命、見向きもされない死。私たちと同じ人間なのになぜだろう。遺体を入れるバッグに、性別と推定年齢を書き、処理方法も分からないまま国連敷地内の隅の砂利の上に遺体を並べていった。

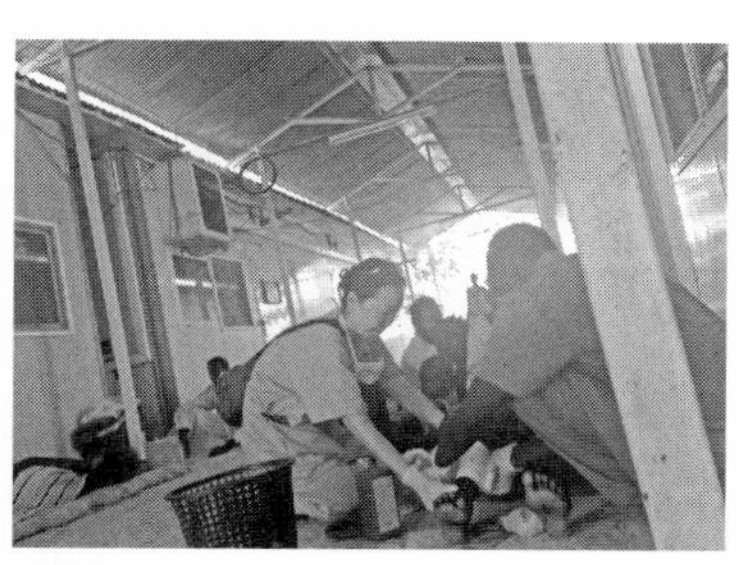

国連に負傷者が殺到し、一時的に屋外で救護措置にあたった。

遺体の浮いた川の水を飲む

飲用水が底をつく、という危機が迫ってきた。まだ国連に避難をしてきて数日しか経っていない。

空港は反政府軍に占拠されたようで、飛行機の離着陸が不可能になっていた。自分たちの出口を塞がれたどころか、週に一度あった、首都ジュバからの食料や物資の定期支給が断たれた。

避難当初、飲用水のストックは大量にあった。緊急事態も想定し、豊富に用意されていた。だが、この気温の中での発汗量は半端でなく、一人が一日3リットルくらいは平気で消費してしまうのだ。

食料の方も厳しかった。避難当時に持ってきていたパンはパリパリに硬くなり、トマトは腐り始めた。一方、ニンジンはかなり日持ちがよかった。緊急用非常食として準備してあった缶詰の魚やビスケットなどをみんなで分けながら少しずつ食べた。

内科医師のユアンが、

「ベルトに穴を開ける道具はないか」

と聞いてきた。

痩せてズボンが下がってきてしまっていた。60代の彼も頑張っているのだから、私も頑張らなくてはいけないと思った。

国連のトイレは相変わらず鍵がかかり、外の草むらでするしかなかった。他のNGOが簡易トイレを作ってくれたが、私たちのテントからは少し遠かった。簡易トイレといっても、穴を掘って囲いをしただけのものだが、草むらよりはずっとよかった。シャワーが浴びられず、手を洗う水もない。洗濯ができないので着替える服もなくなってきた。

昼に患者の手当てをしたその洋服で寝るしかなく、当然気持ちのよいものではない。

過酷な生活を送っていたNGO団体は皆、空港の再開を待ち望んでいた。

「今日は飛行機が飛んできますように」

ＭＳＦでは、私たちを救出するためのチャーター便がケニアの首都にあるナイロビ空港と、エチオピアの首都、アジスアベバの空港で１機ずつ配備されていた。しかし、マラカルの空港が占拠されている限り、そこに行くまでのルートがない。

ＭＳＦは国際赤十字と協力し、どちらのチャーター便が先に飛んできてもお互いに乗せ合おうと話をつけていた。

水の問題は国際赤十字が解決してくれた。彼らはピックアップトラックと給水タンクを保持していて、ナイル川から大量の水を汲んできてくれた。

本当にありがたかった。私たちはバケツでたくさんの水をもらい、何日かぶりに体を洗い、泥まみれの洋服を洗濯することができた。国際赤十字はこの大量の水を市民たちにも分けていた。

ただし、ナイル川の水を飲むことには、吐きそうなほどの抵抗があった。その茶色い水を、ロジスティシャンの不二雄さんは塩素で消毒してくれた。だが、どんなに消毒をしようとも水の色は濁ったままだ。

それだけではない。このナイル川にはたくさんの遺体が流されていた。それを思っただけでどうしても口にできない。だけど自分たちの飲用水のストックがなくなり、国連内の水道へのアクセスが断たれている以上、このナイル川の水を飲むしかなかった。脱水は命取りだ。

私は最後まで抵抗していたが、他のメンバー全員がその水を本当に口にしたのを確認し、最後は覚悟を決め、もう何も考えずに飲んだ。苦さを想像していたその生ぬるい水はむしろ甘かった。それがかえって気持ち悪かった。

「街に出るぞ」

2月22日、戦闘の音がやんだ。16日の夜に避難したので、国連基地に来てから7日目になる。避難をしていたNGOスタッフたちの心が躍った。もちろん、市民たちもである。

音がやむということは、戦闘が終了したサインだ。これで空港が開放されればマラカルから脱出できる。

NGOスタッフの一人が声を出した。

「国連の輸送機が飛んで来たぞ！」

ついにその瞬間がきたのだ。

みんな一斉に自分たちのテントをたたみ、空港に向かう準備を始める。

これで、炎天下のテント生活から解放されるのだ。首都のジュバにさえ脱出できればそれぞれのNGOは自分たちのベースオフィスがあるだろう。

ところが、せっかくの脱出のチャンスにカルロスは飛びつかなかった。

「われわれはここに残って患者対応をするぞ」

他のNGOたちと共にジュバに脱出できると思い込んでいた私の心は一気にしぼんでしまった。私は目先のシャワーやきちんとした食事などを夢見ていた。

今にして思えばカルロスの判断は人道援助団体としては、本当に正しかった。

ここでいったん退避しても責められるものではない。ただ、すべてのNGOが去ってしまったら、助けを求める市民たちが取り残されてしまう。もしも市民たちの惨状に背を向けて去ってしまっていたら、私は後悔で心が引き裂かれてしまっただろう。

彼はできる限り情報を集めたうえで、ぎりぎりの判断をしたと後に聞いた。

踏みとどまって医療活動をするという決断を受け入れた私たちに、カルロスはさらにこう続けた。

「街に出るぞ。患者を救出に行く」

マラカルの街から聞こえてくる戦闘の音は確かにやんだが、反政府の武装集団が完全に去ったという確証はどこにもなかった。安全は一切保障されない。

この判断には疑問の声もあったが、カルロスは、救助を待つ市民が取り残されているに違いないと言う。計画は決行されることになった。

私たちにはランドクルーザーが2台あった。ただし、雇用していた地元の運転手たちは消息不明だ。無事でいてくれるのかどうかも分からない。

活動中のあらゆるリスクを削減するために、MSFには決して自分たちが運転してはいけないという規則がある。ドライバーは必ず地元で雇用していた。

「俺とスーザンが運転をする。先頭は俺。スーザンは2台目」

後に知ったが、このような場合にはチームの全滅を防ぐため、１台での単独行動は行うべきではないという。無線機も使えない。傍受されるからだ。使用できるのは衛星電話のみ。

携帯電話はとっくに使えなくなっていた。スーザンは当然のように運転を請け負った。

本当に私たちは戦闘が終わったばかりの街に行くのか。いや、終わっているかも分からない。兵士がまだ隠れていて私たちが撃たれてしまったらどうするのだろう。

「時間制限は2時間。ベースには不二雄を残す。不二雄は30分ごとに俺に生存確認の電話をすること。出ない場合は15分後にもう一度。それでも出ない場合はスペインの本部に緊急連絡を頼む。2時間で戻らなかった場合も本部に連絡をすること」

私はなんと、カルロスの運転する1台目の助手席に乗ることになった。スーザンの運転する2台目には内科医のユアンと、助産師のシオバーンが同乗する。

カルロスはもちろん、スーザンもユアンもかなりのベテランだ。私が不安を分かち合えるとしたら、この中ではシオバーンかもしれないが、彼女に心境を聞く余裕もなかった。

出発前にカルロスが一人ひとりを呼んだ。聞かれることは分かっていた。彼はみんながNOと言える機会を設けたのだ。

「これは本当に危険なミッションだから、拒否をしてもまったく問題はないんだよ」

もちろん行きたいとは思わなかった。だけどリーダーのカルロスが行くという判断を下したなか、ここで行かなかったら後悔するのは目に見えていた。行くこと自体に迷いはなかった。いや、もっと正確にいえば行く覚悟はあった。だが、不安はあった。正直言うと不安の塊だった。

このとき私が真剣に考えていたのは、1台目の助手席に乗る際にシートベルトをするべきか、するべきではないか、ということだった。MSF内のシートベルト規則は厳しい。だけど私は、終わっているかどうかも分からない戦闘地にわざわざ向かう、先頭車両の助手席に乗るのだ。銃で撃たれる場面があるとしたら、真っ先に狙われるのは私ではないか？

すぐにかがんで体を隠すか、咄嗟に車を降りて逃げることができるようにシートベルトをしない方がよいのではないか、などと考えていた。

連絡係としてベースに残る不二雄さんが心配そうに私を見送ってくれた。

彼も一人残されるのは辛いだろう。

死体、死体、そして死体

国連職員たちの、呆れに近い視線にさらされながら私たち5人は2台のランドクルーザーで国連基地を出発した。基地の門を出た瞬間から、ホラー映画のようなドライブが始まった。

まず出迎えたのは、路上に転がっている無数の無残な死体だった。ここまでは予想していた。しかし、この道中では思い出すだけでもおぞましい光景を見た。

それは、転がった人間の死体に群がる犬や鳥だった。なかでもペリカンほども大きな鳥は、今までに見たどの鳥よりも恐ろしい姿だった。一番忘れられないのは目だ。あれは何という鳥だったのか、いまだに調べていない。たとえスマホの画面越しだとしても、あの姿を見るのは二度とごめんだ。

マラカルの街に入った。カルロスはスピードを緩め、ゆっくりゆっくり観察するように移動する。15万人が数日前まで暮らしていた街は破壊され、焼かれていた。異様な静けさだ。死体以外の人間の姿が一切ない。戦闘は本当に終わったようだ。

T字路に差し掛かった。対面は茂（しげ）みである。カルロスが運転を止めた。右か左かで迷っているのだろうか？

運転席の彼を見やると、彼は前のめりの姿勢で、その茂みを凝視していた。

そして、彼は言った。

「やばい」

普段、穏やかな彼がおよそ見せたことのない表情だ。

私には何も見えない。だが、冷静な彼が動揺している。これは緊急事態に違いない。

その時、その茂みから3人の兵士がライフルを持ってぞろぞろと出てきた。

「逃げよう」

私は咄嗟にカルロスに言った。

「無理だ。後ろがいる」

私はサイドミラーで後ろを見やった。

運転席のスーザンと、後部座席から何事かと身を乗り出しているユアンとシオバーンが見えた。1台ならカルロスはここで立ち去ったのだろうか。それともこのような時は決して立ち去るべきではないのか。

兵士たちが腰をかがめながら近づいてきた。

瞬間的にカルロスが満面の笑みをつくった。そして、「お前も笑え」と言った。

その兵士たちはよりによって助手席の私の方に歩いてきた。恐る恐る私は窓を開けた。目はとても合わせられなかった。カルロスが運転席から笑顔で手を差し出すと、兵士の一人も手を出し、私の顔の前で二人が握手を交わした。

助かった。

実は兵士たちが近づいてきた時から、先方に撃つ気はないのが分かっていた。ライフル銃を下に向けていたからだ。

私は助手席の窓の外に立つ彼らを直視する勇気がなかったが、20代ぐらいの成人のようだった。あの青い迷彩服は政府軍の方だろう。ということは政府軍が勝ったのか。

特に私が一番遭遇したくないのは反政府軍の少年兵だった。彼らは物事の判断がつかぬよう麻薬漬けにされ、人を殺すことに対する感覚を麻痺させられてしまっていると聞いていた。

カルロスはこの政府軍と思われる兵士たちに、「俺たちは医師団だ」と説明し、お互いにそこを去った。

その後、街の中心部にある病院に向かう間、道を曲がったり、渡ったりするたびに、次はどんなものに遭遇するのか心臓が押しつぶされそうだった。カルロスの手前、毅然としていたが、本心では「危険だからもう帰ろう」というカルロスの決断を望んでいた。

制限時間15分

いよいよ病院に到着した。ゆっくりと病院の門をくぐる。私たちの長い闘いがここから始まった。目に入ったその光景は、もはや病院と呼べるようなものではなかった。建物は破壊され、足元一面に瓦礫や、病院内に保管されてあるべき医療物資などが入り混じって散乱していた。

車を停め、カルロスの指示で全員が降りた。

車を降りるのは恐ろしかった。カルロスのそばを絶対に離れないようにぴったりと後ろについた。何も見たくない、進みたくない。だけどカルロスも、そしてまたスーザンもどんどん病棟に向かって進んでいく。

この二人には恐ろしいという感情はないのだろうか。

中庭に差し掛かった時に、それは見えた。何体もの遺体だった。それも炎天下50度の中での腐りようはとても描写できない。

驚くべきは、そのことではなかった。そこに、生きている市民たちが遺体に混じって存在していたのだ。

自分の家族なのだろうか。中庭で遺体のそばで座っている者、病棟内でぐったり横になっている者。力尽き、怯えながら、彼らはただただそこにいた。

「手分けをして、生きている人間を全員探し出すぞ。制限時間15分」

病院が広く、いくつもの病棟に分かれているため、私たちは二手に分かれることにした。

私はスーザンとユアンと組んだ。足の骨折の治療のために入院したまま、動けず逃げられなかった患者たちがベッドに何人も残っていた。どんなに恐ろしかったことだろう。

衝撃的だったのは小児病棟だった。

その現実は理解を超えていた。息をしていない子供たちが床に横たわっていた。さらに小児科は破壊されているだけではなく、焼かれていた。

なぜよりによって小児科病棟を焼いてしまったのだろうか……。

生存者は何十人にものぼった。逃げてこられないような怪我人と、お年寄りが多かった。私たちはそのうちの7人の重傷者をランクルに乗せ国連に連れて帰った。

他の生存者たちには、明日また必ず来るという約束を告げた。

私は手術室から、たくさんのガーゼや包帯を拝借してきた。他にもたくさんの物資を持っていきたかったが、時間が許さなかった。

兵士にいつ遭遇するとも限らず、2時間以内に戻らないと、ベースで待っている不二雄さんが本部に私たちの生存について緊急連絡をする約束になっていた。

無事に戻った私たちは国連に現状を報告し、バスを要請した。生存者全員を国連に連れてくる計画だった。

翌日から、私たちは同じメンバー5人で病院に向かい、担架を使って生存者の一人ひとりを国連から借りたバスに収容した。想像以上の重労働だった。担架で人を運ぶことなど、看護師を長年やっていても初めてだ。

これほどまでにキツイとは思ってもみなかった。腕もきつかったが、人を乗せ、それを持ち上げるとなると指がちぎれそうになる。何度もストップをかけ、いったん下に置き、ハンドルを持ち直した。

相変わらず気温50度の炎天下である。きつくて辛くて仕方がなかった。こうして私たちは3日間で、53人の生存者を国連に運んだ。

実は3日目に私はベースに残りたいと申し出た。腕の筋肉がパンパンになってしまい、私のように筋力がないものは足手まといになるだけだと思ったからだ。ベースで連絡係をしているロジスティシャンの不二雄さんの方がよほど筋力もあり、役に立つに違いない。

不二雄さんは交代してくれたが、私にこう教えてくれた。

「この仕事も精神的にかなりきついよ。30分おきにかける電話にカルロスが出なかった時、最悪の事態を想定してしまうからね。本当に出ないとなった時には生存していないと判断して本部にその報告をしなくてはならないんだよ」

確かに患者を運んでいる最中などに、カルロスが電話に出られない場面を何度か見ていた。かといって時間が勝負の搬送中に、つなげるのに時間のかかる衛星電話でわざわざ不二雄さんにかけ直すこともカルロスはしていなかった。

私たちには知りえないその間に、不二雄さんの苦悩があったことを知った。それでも私はその日は休みたかった。体力が限界だったし、搬送に迷惑をかけたくはなかった。

私たちは相変わらずナイル川の水を飲み、食事はビスケットとニンジン、魚の缶詰という毎日だった。ユアンがさらにベルトの穴を開けているのを見た。私も8キロ痩せ、40キロになっていた。

ある日、私は39度の熱が出ていた。ユアンに診察してもらって初めて分かった。気づくと扁桃腺を腫らしていたのだ。

その頃は朝起きてから何をしても辛い日々だった。扁桃腺の痛さにも、高熱にも気づく余裕がなかった。そもそも気温が体温よりも高いのだ。

それでも、国連の周囲の野原で避難生活をしている数万人の市民たちよりも、私はまだましなのだと言い聞かせた。

彼らは破壊されつくしたマラカルの街には戻れず、棒切れと布切れをつなぎ合わせただけの囲いを作って、土の上で暮らしている。厳しい栄養失調を抱える市民も多い。

雨季に差し掛かり、まず赤ちゃんとお年寄りから弱っていった。だが、私たちにできることは限られていた。

私はマラカルの滞在を1ヶ月ほど延長し、結局2ヶ月半、そこで援助活動をした。

その間、国際赤十字は撤退し、代わりにMSFではたくさんのスタッフがマラカル入りをした。

人道援助が国家の自立を妨げる

行方の分からなくなっていたドライバーが生きていた。国連のバスでマラカル病院にいた生存者全員を国連に運んできた直後だった。なんと、彼は生きて私たちの元に現れた。真っ白な歯を見せながら笑って姿を見せた時、シオバーンはジャンプして手を叩いてはしゃいだ。私はしばらく両手を口にあてながら、信じられないものを見ている感覚だった。

カルロスをはじめ男性連中は彼にハグをしている。スーザンだけが真剣な顔をして彼に聞いた。

「今までどこにいたの？」

「街の教会に隠れていたんだ。まだたくさんの人がいるよ」

それを聞いて私たちはただちに教会に向かった。

そこには200人あまりの人が避難生活をしていた。怪我や病気をしている人もいた。私たちは明日から医療用具を持って毎日通うと約束し、その日は去った。

だが翌日、教会は空っぽだった。

隠れていた反政府軍がやってきて略奪され、女性はレイプされ、そして少女6人が連れ去られたという話だった。

命からがら着の身着のままで避難をしている市民たちをどこまで虐(しいた)げるのだろうか。

空港が完全に開放された時点で物資や食料が届き始めた。MSFからは大工が派遣され、現地のスタッフを雇用して、大きなMSFのテント病院が作られた。

そこでは栄養失調の赤ちゃんたちも、弱っているお年寄りも一緒に収容することができ、新しくきた小児科専門の医師と看護師が活躍をした。

ボート支援チームも新しくきたメンバーで再結成された。ナイル川沿いにも避難民があふれ返っていたようで、ボートチームは連日のようにナイル川沿いの集落から重症患者を連れてきた。

女性のレイプ被害者が増え、やはり新しく派遣されてきた心理療法士が忙しく対応をしていた。連日50度を超えていたマラカルは次第に気温が下がってきたが、今度は雨季を迎えた。

コレラの発生を懸念してMSFのコレラ対策チームが派遣されてきた。相変わらず国連敷地内でのテント生活ではあったが、チームは15人ほどに増えた。

マラカルの戦闘は、この後も隠れていた兵士たちによる小競り合いを繰り返し、そのたびに私たちは医療活動を中止し、防空壕に出たり入ったりと振り回された。最終的には反政府軍が退去という形で終結したようだった。あれだけの立派な街を数日で破壊しつくし、15万人の避難民を生み出したこの戦闘で、この国は何を得たのだろうか。

この武力衝突は、南スーダンという世界で一番若い国の破綻の始まりだと表現した記事を見たことがある。それが「始まり」かどうか分からないが、この国の先行きは不安だ。

戦闘終了後、カルロスは政府軍トップと会った際に、

「街の片付けと復興はNGOたちにお願いする」

と言われたという。驚いてしまった。

軍とはいえ、政府の人間がこんなことを言っているようでは、南スーダンという新

国家が本当に破綻してしまうのではないか。市民への緊急人道援助が、実はこの国の自立を妨げる元凶になっているのではないか、と自らの行動にも疑問を持ってしまった。

ショックを受ける私に、カルロスもスーザンも笑っていた。

「今更そんなことでショックを受けていたらこの仕事は続けていられないよ」

と言わんばかりに。

第6章
スカートとハイヒール
イエメン編

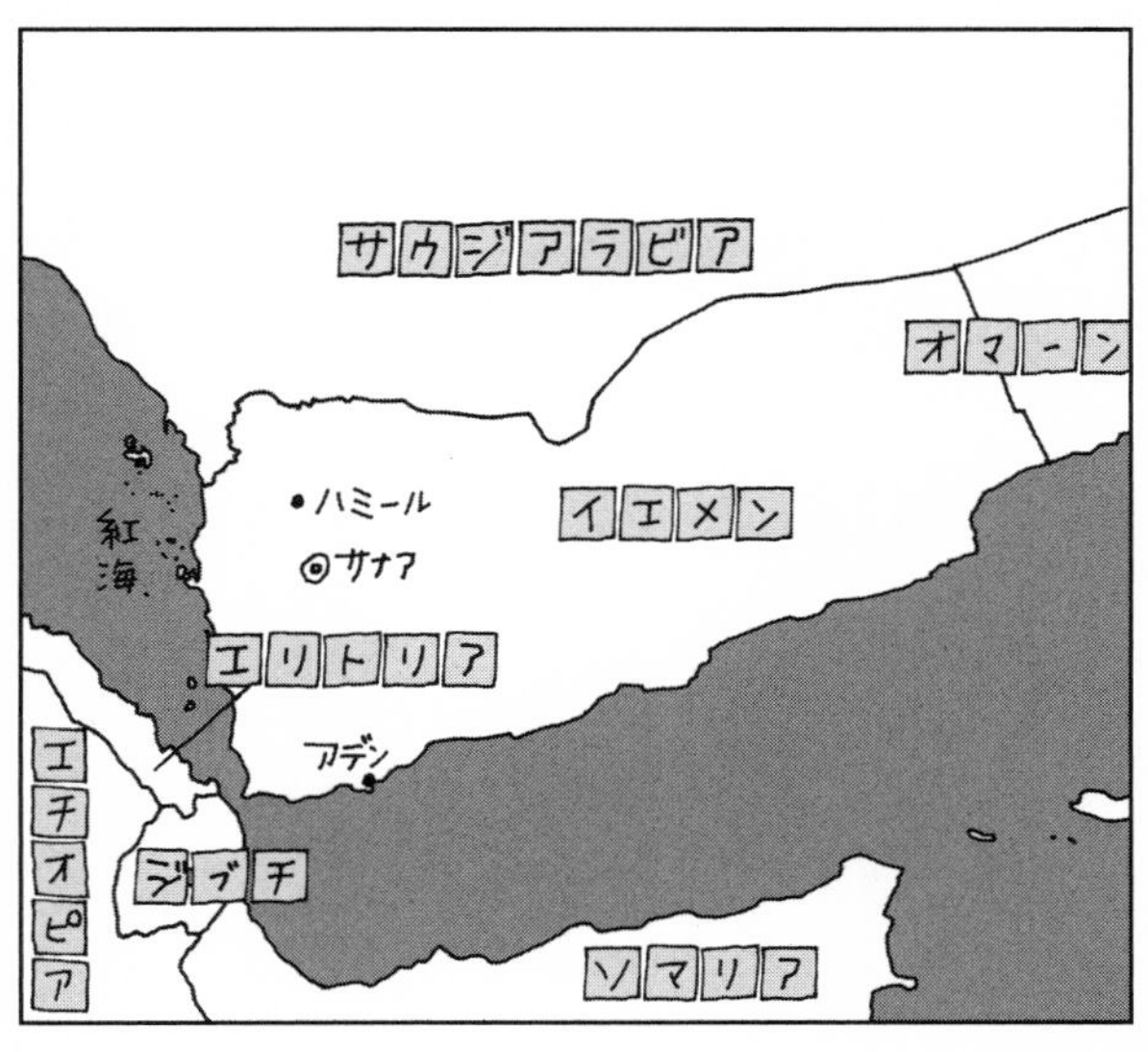

呼吸困難

2014年4月に南スーダンから帰国した。

春色を取り入れた華やかなファッションをまとう若者たちが街を行き来していた。なんてことはない東京の日常だった。しかし、どこか非現実的に思えた。

先日まで接していた戦闘に傷つき、将来に絶望を抱えた人々の顔が脳裏を離れない。同じ地球上の現実なのだろうか。

MSFでは紛争地から戻った際に、心理カウンセリングを推奨される。イエメンやシリアから戻った時にもカウンセリングを勧められたが、実際に受けたことはなかった。自分は大丈夫だろう、とつい足が遠のいてしまっていた。

だが、今回は生活に支障が出ていた。

たとえば工事などの大きな音を急に聞いてしまった瞬間に、頭を抱えて身をかがめてしまう。飛行機の音を聞くと冷や汗が出る。花火の音を聞いた時には戦闘音を思い出し、吐き気を催(もよお)して座り込んで動けなくなってしまった。

今回はMSF本部からの要請で、日本でのカウンセリングが用意されていた。もっと早く受けるべきだった。紛争地での生々しい体験は、家族や友人にはなかなか話しにくい。本当は現実とのギャップに心が混乱しているのに、それを隠したまま日本の生活に適応しているように振る舞っていた。

カウンセリングでは、そのような人に話しづらい一連の体験を聞いてもらった。大変だったことを理解してもらえるというだけで心の重しが取れた。

また以前から電車内で呼吸困難を起こすことがあったが、話してみたらこれも活動体験と関連していたようだ。メカニズムを理解できただけで心は落ち着いた。

緊急事態の連続で常に緊張状態にあった交感神経が、平穏な日本に戻ったことで混乱をきたしているのだという。カウンセラーからは、今は瞑想(めいそう)や音楽などで無理に心を落ち着かせるよりも、ストレスを外に発散させたほうがよいとアドバイスを受けた。

カラオケもその一つだという。そうした勧めに従って、日常を過ごすうちに混乱が少しずつ消え、日本の生活に順応していった。

呼吸困難だけは今でも派遣から帰国するたびに発症する。だいたい1ヶ月は続く。こればかりはうまく対処するしかないと思っている。

恋人

南スーダンからの帰国後、しばらく休暇を取ろうと思った。心身ともに疲労していた。体重もまだ完全には戻っていない。次の派遣はすぐに考えられなかった。そんな私を待っていたのはMSFの日本オフィスでの仕事である。職種は私のような海外派遣スタッフを採用するリクルーターだ。

以前は何度も断っていた依頼を、この時ばかりは1年間の契約で引き受けた。活動現場以外でもMSFに関われる仕事に就けるというのは幸運だった。

6月に正式な雇用が始まるので、それまで、帰国してからの2ヶ月間は家族や友達と旅行に行ったり、何もしないで家の中で過ごしたり、ゆっくりできた。これを機に都内にマンションを借り、埼玉の実家から荷物を運んだ。人生初の都会暮らしに自ずと心は躍った。

思えば2003年にオーストラリアに発ち、2010年からはMSFでの海外派遣活動が続いていた。日本で落ち着いた日々を送るのは、10年ぶりになる。

東京での生活は快適だったし、毎朝の通勤ラッシュさえ喜びを感じた。看護師しか経験のない私がオフィスでパソコン業務などできるのだろうか、と不安もあった。しかし、周囲の手厚いサポートによって何とかこなせるようになった。

ＭＳＦオフィスにドレスコードがあったわけではないが、私は毎日スカートとハイヒールで出勤した。都会のオフィスに勤務する女性にとっては当たり前の姿だろう。日常的な風景に溶け込む自分に幸せを感じた。新しい友達も増え、仕事が終わると食事やお酒も楽しんだ。空爆も銃撃もなく、安心して温かいベッドで眠れる生活に満足していた。

私にはこの時期に出会った恋人がいた。彼との出会いによって、新たな充実感を得ることができた。彼はＭＳＦとは別世界の人間であった。だが私の活動や経験に対し興味を示し、また敬意も払ってくれた。週末は二人で映画や買い物、散歩に行った。

このオフィスで働いている間、フィリピンとネパールに短期の派遣で赴いたことはあったが、それ以外はほとんど東京で過ごし、彼との充実した時間を過ごした。

契約は翌年２０１５年５月までの１年間だった。が、後任との引き継ぎの関係でさらに４ヶ月の延長があり、９月30日まで勤務することになった。

ＭＳＦオフィスでは別のポジションでも人材を募集していた。その先はそこに応募しようとも考えていた。都会生活の安定を手放したくなくなっていた。

何より今後も、恋人との時間を大切にしたかった。

イエメンからのオファー

オフィスとの契約が終了する2週間前の9月後半。突如イエメン派遣の話が舞い込んだ。入国許可証が取れ次第、出発してほしいという緊急のオファーである。

私は2012年に1度、イエメン南部のアデンという場所で活動したことがあった。その時にはすでに国内情勢は荒れていたが、それ以降も、イエメンでは情勢不安が長年続いた。特に2015年は本格的な内戦が勃発していた。

イエメンは、アラビア半島の南西部に位置し、中東の最貧国といわれる。この国には二つの国際空港があるが、南部に存在するアデン国際空港は内戦の影響で使えなかった。

そのため南部に支援に行くチームは、対岸にあるアフリカのジブチ共和国から船で入国するしかなかった。ただこれは、海賊船も多く出没するソマリア沖を15時間かけて航海するという危険極まりない手段だった。

私に入った依頼は、このアデンではなく首都のサナアに入ってほしいというものだった。どうやらサナアが戦闘に巻き込まれる可能性があるようだ。もし国家の首都であるサナアで地上戦が始まれば、空港が閉鎖されるどころか国中が大混乱をきたし、入国は間違いなく不可能になってしまうという。それを懸念して入国が可能である今のうちにチームを国内に送り、首都での紛争被害の対応に備えるというのが、MSFの計画だった。

私はこの依頼をその場で引き受けてしまった。MSFの人事ではこのような緊急事態が発生するたびに、人材の確保に苦労する。また人材を送れないため、被害が拡大することがあるのもよく知っていた。

私が引き受ければ、人材確保に奔走するオフィスも、すでに現地入りをして手が足りていないチームも、もちろん現地の患者たちも皆が助かる。この思いに駆られると、依頼を断ることなんてできるはずがなかった。

付き合っていた彼には事後報告になってしまった。切り出しにくかったが、異国で紛争の被害に苦しむ人々のために働く仕事に理解を示してくれた。当然、心配はされた。

ただし依頼された期間が1ヶ月の短期だったこともあり、彼にすれば反対するほどではなかったのかもしれない。

私もすぐに日本での「安定した」生活に戻るつもりでいた。

次に応募をしようと思っていたオフィスの求人は来年からだったので、今回の1ヶ月という短期の依頼には影響なかった。

アフガニスタンの悲劇

イエメンへの入国許可証が取れ、オフィスとの契約が終了した翌日の15年10月1日に日本を出発した。

2日後の10月3日。イエメンまでの通過地点であるアフリカのジブチ共和国に到着した。この国は世界で一番暑い国といわれる。

車で案内されたゲストハウスのリビングのソファーに汗だくの体を投げ出す。

その日はここで1泊し、明日は対岸のアラビア半島にあるイエメンにMSFのチャーター便で飛ぶことになっていた。いったんイエメンに入国をしてしまったら忙しくなる。

今この時間を利用して来年から募集するオフィスの求人に応募するための履歴書を完成させようと、ラップトップを取り出した。書きかけの履歴書を開き、同時にゲストハウスのW・i－F・iにつなげた時だった。

あるネットニュースが目に飛び込んだ。ソファーにもたれかかっていた体は瞬間的に前のめりになり、画面に顔が近づいた。

〈アフガニスタンで国境なき医師団が運営する病院に空爆〉

しばらく目を見開いたまま、その見出しを見つめていたと思う。徐々に詳細が目に入ってきた。頭の中で様々な思いが巡った。

私は南スーダンから戻った後、1年半も現場を離れていた。その間、世界はいまだにこんな非道を続けていたのか。

一体どんな心理をもってして、病院を空爆などできるのだろう。戦争当事者は何をどこまで破壊したら満足するのだろうか。一体何のための戦いなのだ。

病院に爆弾が命中し、戦火の中を叫んで逃げまどう患者たちの映像が浮かんだ。後に死者は42人にのぼると報じられた。

ジブチ共和国のゲストハウスのリビングルームには他にも何人かの宿泊者がいた。みんなそれぞれが心地のよい冷房のもと、ソファーの上でスマートフォンをいじったり読書を楽しんでいたりする。この静かで穏やかな時間に私も溶け込んでいた。ただ私の心の中だけは裏腹に、怒りを抱えていた。

誰もいない空港

ジブチ共和国から1時間半のフライトで到着したサナア国際空港は、もぬけの殻だった。空港は反政府軍グループが掌握していた。

一切の民間機の乗り入れが中止され、一時的に国際赤十字とMSFのチャーター便のみが人道措置として空港の使用を認められているだけだった。

広大な滑走路にも駐機場にも旅客機が見当たらない。見当たらないのは飛行機だけではなかった。人がいないのだ。チャーター機から降り、空港建物に入ると、荷物検査の機械や入国審査のカウンターだけがポツンと存在している。

首都の国際空港にしては小さい規模かもしれないが、職員も乗客も誰一人いないその建物は、あまりに静寂で、巨大な空間だった。

チャーター機から降り立ったMSFの海外派遣スタッフは私を入れて5人いた。それぞれがイエメンの別の場所で活動するために派遣されてきていた。

私たち5人はまとまりながら、この無人の空港内をどのように進んで行ったらよいのかと、キョロキョロしながら奥の方へと進んだ。

そこへMSFのジャケットを着た人がやってきた。私たちの入国の際のコーディネートを担当するイエメン人スタッフだった。

彼が笑顔で歓迎してくれると、私たちの心は和んだ。しかも彼は女性である私にだけ、一輪の薔薇(ばら)を用意してくれていた。

「おいおい俺たちには薔薇はないのかい？」

「悪いね、俺は女性にしか優しくしないんだよ」

他の男性派遣スタッフたちがわざと大袈裟(おおげさ)に拗(す)ね、さらにコーディネーターも冗談を重ねた。先ほどまでは無機質だった空港内に大きな笑いが広がった。

入国コーディネーターの彼は、私たち全員のパスポートと「入国許可証」のコピーを預かり、空港を管理している反政府グループの責任者を探し始めた。入国には政府の代わりに彼らが発行した入国許可証が必要だった。このコーディネーターが事前に取得し、私たちは自国を出発する前にコピーを受け取っていた。

無人のなか、入国審査のためにやっと探しあてたのは、空港を管理している反政府側の数人の兵士だった。管理しているというよりは、乗っ取った空港の中で適当に時間をつぶしているといった感じだった。

この時はＭＳＦ以外の出入国者はいなかったのだから行う仕事もないのだろう。

彼らは床に寝そべり「カート」を噛んでいた。カートというのは覚醒（かくせい）作用のある葉っぱだ。それを噛むことで染み出てくる覚醒成分を嗜（たしな）む。イエメンの男性社会の社交には欠かせないもので、習慣性や中毒性がある。日本社会の飲酒に置き換えられるかもしれない。

彼らはすでにカートで酔っている様子で、私たちの入国には一切関心を示さない。コーディネーターがそんな彼らに丁寧に話しかけ続け、ようやく一人だけが面倒くさそうに立ち上がった。ぶっきらぼうに全員分のパスポートと入国許可証のコピーを取り上げ、どこかに消えた。

数分後にパスポートを全員分返され、どうやら入国審査なるものは終了した様子だった。私は、このコーディネーターの心情を想像し、気の毒に思ってしまった。

彼としては海外からわざわざ支援に来た私たちのことを、歓迎する心づもりがあったに違いない。それは振る舞いで感じられた。ところが堕落した兵士の態度や、おざなりの入国手続きを見られたことで、彼の誇りは傷ついてしまったのではないだろうか。

世界遺産の街にて

まだ政情が安定していた時代、イエメンを観光で訪れたことのある人は、世界最古の街と言われ、アラブ風情を色濃く残す日干しレンガ造りの摩天楼（まてんろう）都市サナアの魅力を語ったものだ。とりわけサナアの旧市街は、世界遺産に登録されるほど美しい一画だという。

私は、今回に限らず、2016、2017年と何度もイエメンに派遣され、そのたびにサナアを通過したが、とうとう旧市街を訪れる機会は巡ってこなかった。ディズニー映画のアラジンに出てくるようなエキゾチックな宮殿を想像しながら、すぐそばを通っているのにその光景を目にできないのは残念だった。特に２０１５年は厳戒態勢が敷かれサナア市内の移動は限られていた。

イエメンは、１９９０年に南北が統一された。その時に始まったサレハ大統領政権は、汚職や不祥事にまみれ、大統領自身、大いに私腹を肥やしたといわれている。「アラブの春」によって、民主化運動が活発化した２０１１年、イエメンの青年たちも立ち上がった。デモを繰り広げ、30年以上も独裁政権の座についていたサレハ大統領を退陣に追い込んだ。

だが、その後のイエメン情勢はひどく荒れた。新しく誕生したハディ政権と、退陣したはずのサレハに忠誠を誓う反政府派の衝突が絶えなかった。

首都サナアの東側に位置する都市マアリブは、イエメン内戦の前線の一つとなっていた。地上を支配するのが反体制武装集団のフーシ派と呼ばれるグループで、空港の堕落していた兵士たちもその一員だ。

そこを空から攻撃しているのが、政府軍を支持しているサウジアラビア主導のアラブ連合軍だった。山一つを挟んだ向こう側で行われている空爆の振動は、このサナアにも激しく伝わってきた。

空爆は日の出とともに始まり、夕刻まで続く。数キロ先にもかかわらず、すぐそばで空爆が起こっているかのように感じた。大抵は冷静でいられたが、気を抜いている時などは心臓が縮こまり、冷や汗をかいてしまう。

MSFの宿舎の窓という窓には透明のテープを両斜めのXの字に貼っていた。ガラスの破壊への備えである。実際にひび割れしている窓もあった。

当初の専門家たちの観測は、マアリブのフーシ派はすぐに敗れ、続いて政府軍が一気にサナアに押し寄せ、首都も前線に巻き込まれる、というものだった。それが明日にでも起こってもおかしくないと言われていた。が、これはまったくの読み違いとなった。

私は情勢に詳しいわけではないが、このフーシ派の粘り強さには誰もが驚いているようだった。結局マアリブの前線がサナアに流れてくることはなく、私たちのチームは2週間で解散した。戦況が変われば、活動計画も変えていかなくてはならない。

この時集められたメンバーは私を入れて全部で5人。フランスに亡命していたシリア人の麻酔科医と、日本人の整形外科医、フランス人の救急医と、同じくフランス人の救急看護師だった。

この2週間は、サナアに存在する一つの病院の協力を得て、そこで万が一の場合の集団収容ができるように物資や薬剤を運んで準備をしていた。

地元の病院スタッフたちとどのように協力ができるか、といったミーティングや緊急時のシミュレーションなどを重ねていた。

チームが解散となって、帰国した医師もいれば、フランス人の救急医と看護師の二人のようにサナアの病院にもう少し通って救急室をサポートしたいと言うメンバーもいた。

私はどうしたいか、と聞かれた。

罪悪感に苛まれて

日本にいる彼とは毎日メッセージのやり取りをしていた。10月後半に差し掛かり、日本ではそろそろ紅葉の話題が出てきているよ、と教えてくれた。

「今回は出番がなくて早く帰れそうだよ」

「お疲れ様。帰国したら一緒に旅行に行かない？」

このような会話で盛り上がり、紅葉と温泉を楽しむための旅行先を探していた。

帰国は待ち遠しかったが、イエメンには気掛かりもあった。パキスタンとシリアで一緒に働いたことがあり、お互いをシスターと呼び合うほどに親しいカナダ人医師、ステファニーが同時期に北部のMSF活動地に派遣されていた。

イエメンの北部には空爆の激しい前線がいくつかあり、MSFとしても援助に出向きたい。しかしセキュリティの事情で前線近くにとどまりながらでは支援活動が難しかった。

そこで、前線から離れた場所に拠点を持ち、少人数のチームで毎日もしくは定期的に現場に出向き、短時間で支援を行うというチームが結成されたばかりだった。このような支援形態を「アウトリーチ」と呼ぶ。

ステファニーはそのアウトリーチのチームリーダーに任命されていた。ステファニーとは頻繁に連絡を取り合っていたが、彼女はぜひ私に来てほしいという。

話を聞くと、彼女が率いるチームが支援を始めようとしている三つの医療施設では、地元のスタッフが器材や器具を使い回しているので感染のリスクが高く、その危険を防止するために滅菌室を作りたい、それには手術室看護師の私の知識と経験が必要だという。

私はすぐには返事をしなかった。彼の存在があったからだ。だけど、私はこの依頼には応じるだろうと頭では分かっていた。

ただ彼にどのような説明や言い訳をすればよいのだろうか。私が滞在の延長をしてステファニーのチームで働けば多くの人々を援助できる。私にとって温泉はいつでも行ける。何も紅葉の時期でなくてもよいではないか。

ただその考えがどこまで彼に通じるのだろう。彼は理解してくれるだろうか。

結局私は彼に何と言ってよいか分からないまま、先にステファニーの方にＯＫの返事を出した。

そこから先は早かった。ステファニーが人事に連絡をして正式なオファーを発令させると同時に、翌日にはサナアから北部への移動が決まった。

「どうしても支援が必要で、場所を移動することになったの。滅菌室を作るサポートだけだからそこまで長い滞在にはならないと思う」

「そうなの、それで帰国はいつぐらいになるの？」

帰国日を聞かれるたびに答えを渋ってしまった。このような支援に終わりは見えないのだ。

一度、彼から電話があった。

「なに今の音、もしかして銃声？」

本当にタイミングの悪いことに二人の会話の途中で銃声があり、彼がそれを聞いてしまった。

ここから先は少しずつ彼とのやり取りが減ってしまった。心配をされてしまうたびに心が痛み、また紛争地滞在自体に罪悪感を持つようになってしまった。

伝統建築が立ち並ぶ山

私がステファニーのチームと合流するために送られたのは、アムラン州のハミールという街だった。サナアを車で5時間ほど北上した場所にある。このハミールに、一つの大きなMSFの宿舎があった。この宿舎にはそれぞれ別々に違う活動をしている四つのチームが混在し、全員で寝食を共にしていた。

一つ目の大きなチームはこの宿舎から徒歩圏内にある総合病院のサポートをしてい

た。もう一つのチームは車で30分ほどの距離にある難民キャンプでの移動診療チームだ。

そして三つ目のチームがステファニー率いる私たちのアウトリーチのチームだった。計画は、三つの医療施設を曜日ごとに訪れて支援を行うというもの。それぞれの場所はお互いに離れていて、いずれの場所に出向くにもハミールから2時間ほどかかる。ステファニーがすでに、医療施設の視察を行っていた。

四つ目のチームは、ハイダンという地域にある病院で活動するチームだ。この四チームの中で、最も前線に近い場所で活動をしていたのがこのハイダンチームだった。彼らは、ハミールからさらに北上したサアダ州というサウジアラビア国境に近い場所まで赴いていた。活動場所が遠いのでこのチームは日帰りでの支援ができず、いったん出かけたら1週間は帰ってこなかった。

この四つのチームメンバーを合わせると18人ほどになり、みんなで部屋をシェアしながら生活した。

ステファニーは私よりも五つほど年下で、仕事に関する素早い判断力と行動力を併せ持つチームリーダーだった。仕事では完全に私の方が彼女を頼りにしていたが、普段の彼女の性格は天真爛漫（らんまん）であどけなく、そのあたりは私のかわいい妹分という感じだった。

彼女は目の色に特徴があった。片方がブルーでもう片方がグリーン。栗色の髪と色の白い肌の中で、この両目の色がとても綺麗に映えていて、つい見とれることがあった。

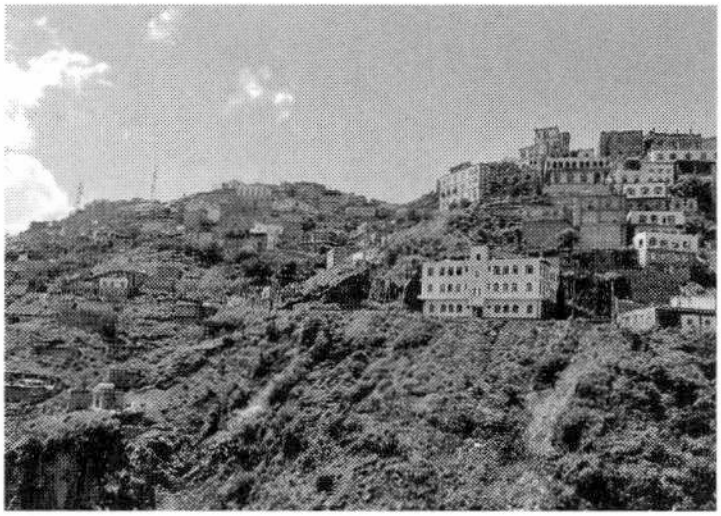

イエメン山岳地帯を車で移動中に撮影。

彼女率いるアウトリーチのチームには、他に20代のフランス人女性看護師とイエメン人男性のロジスティシャンがいた。私を入れた計4人がベースの小さなチームだった。この他に通訳と、時によって現地で雇用した電気技師や配管工なども加わった。

訪れるクリニックは、北部の山岳地帯の山間に点在していた。車酔いをする私は山道のドライブがひたすら苦痛だったが、一方で言葉を失うほどの素晴らしい景観が広がっていた。

イエメンは国土の約7割が山岳だ。サナアもハミールも、そもそも標高がすでに高い。年に2度ほどある雨季には山全体が緑に覆われるが、この時期は乾季だった。

山は岩だらけの赤褐色の山肌を見せ、その下に広がる畑や樹木の緑と青い空とのコントラストが美しかった。

カーブを曲がるたびに標高が高くなり、そこには燃料用の枯れ枝を束ねて頭に載せて歩く女性や、棒を持ちながら羊の群れを追う少年の姿など、山岳で力強く生きる民族の姿もあった。時々、野菜や果物を山積みにしたピックアップトラックを見かけた。ガソリンを積んだ大型トレーラー車が低速走行で排気ガスをまき散らしながら登坂してくることもある。

山の斜面一帯に、イエメンの伝統的な山岳建築が立ち並ぶ光景は圧巻だった。この家を造るために、四角に切った茶色の岩石をひたすら積み上げていくのだという。

私はこのようなドライブを毎日経て、クリニックを訪問した。

「だから私たちが来たんだよ」

初めてクリニックを訪れた時、その惨状にとにかく驚いた。いずれのクリニックも建物が半壊、もしくは一部崩壊していた。空爆によるものだった。崩壊した建物の周りには患者たちがごったがえしていた。さらに、それらのクリニックには医師が存在していない。

大勢の患者の対応をしているのは数人の看護師や一切、医療経験がない人間である。彼らに診断ができるはずもなく、できる処置を自己流で行っているだけだった。

受付もカルテも存在しない。器材の使い回しは聞いていた通りだ。医療廃棄物などの処理も行われていない。医療物資や薬剤さえも乏しいなかで、クリニックに従事する人々は空回りしているようにしか見えなかった。

患者の中には、子供を抱える母親やお腹の大きな女性、老人たちも多く含まれ、われ先にと人をかき分けながら診療室に向かっていた。

これは一体、どこから改善していったらよいだろう。

啞然とする私に、

「だから私たちが来たんだよ」

心を見透かしたようにステファニーがあっけらかんと笑いながら言った。

これらのクリニックは内戦が始まる5ヶ月前までは医師も他のスタッフも揃い、救急や外科、産婦人科などの科ごとにきちんと機能していたらしい。

空爆が始まり、地域一帯の人々は周辺の洞窟などに避難した。

空爆が去って市民が戻ってきた時にはクリニックの建物は壊され、医師たちは戻ってこなかった。空爆を受けたのはクリニックだけではない。

多くの家屋や市場が破壊され、せっかく戻ってきても家を失った市民は、空爆を免れた学校や行政機関の建物、さらには病院の建物の周りの物置にさえぎゅうぎゅうになって暮らしていた。

ここには支援団体の影もなく、最低限の衣食住も足りていなかった。

私たちは曜日ごとに行先を決め、それぞれのクリニックに通い始めた。イエメンでは安全が確保されていないと移動できないことになっていた。

そこでイエメンの上空を実効支配しているサウジアラビアと、地上を支配するフーシ派の両方に私たちの移動スケジュールを提出し、「移動許可」を事前に取る必要があった。

フーシ派は地上を支配していたので検問所がたくさんあった。その検問所を通過するための許可証をスタッフの全員分、毎回取らなくてはならない。

また提出を求められる書類はその都度変更になり、担当ロジスティシャンはこれだけでも翻弄されていた。

サウジアラビアからは「この時間帯にはそのルートには空爆を行わない」という保証を取り付けていたが、一日のうちでもその時間は限られていた。

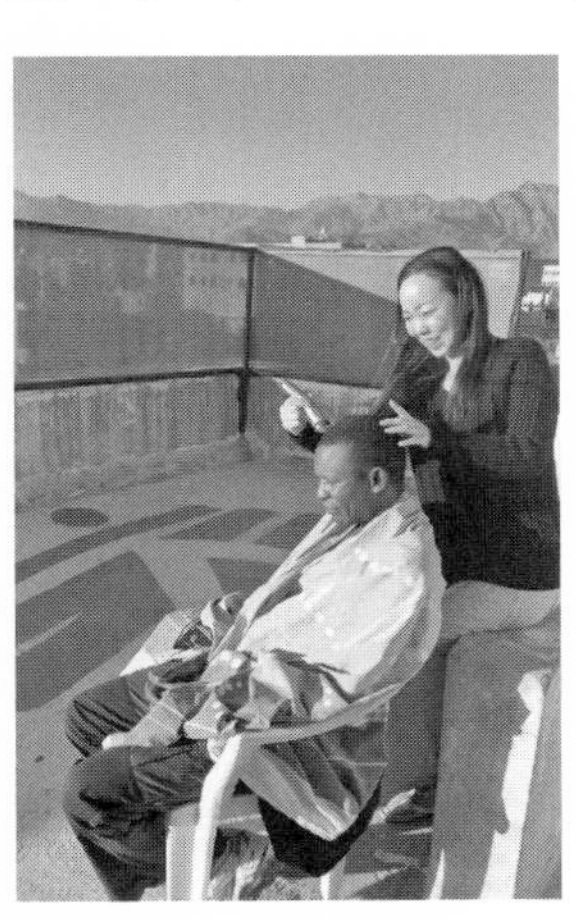

内戦中は宿舎の外に出られないため、スタッフの散髪を手伝った。

時間内に行き帰りを果たすには朝の8時半に宿舎を出発し、現地に10時過ぎに到着、午後1時半には現地を出なくてはならない。一秒も無駄にはできなかった。一つのクリニックに週に2度、滞在が約3時間、これが私たちに与えられた時間だった。

クリニックではスタッフや患者が私たちの訪問を待ちわびていた。到着すると、病院の前で大勢の人々が手を振って、迎え入れてくれるようになった。なかには周辺エリアに流れ着いた避難民の人々も混じっているようだ。特に子供は大喜びをした。

私は、ステファニーから無理難題を吹っ掛けられた。

「この三つのクリニックに器材滅菌室を作ってほしい」

そもそも私が彼女のチームに入るきっかけとなった依頼だったが、実際にクリニックを訪問すると無理だと思った。水道も電気も空爆によって機能していない。そんな環境では滅菌するための器械は作動しない。

滅菌の器械は、構造が同じである圧力釜を想像してもらうと分かりやすいかもしれない。ある一定の高圧と高温を持続させ、短時間で確実に細菌・微生物・胞子を死滅させる。そのため、安定した高い電力は必須で、また飽和水蒸気と呼ばれる高温の水蒸気を作るために水も必要となる。

「無理よ。電気も水もないのに」

私たちのような活動では、諦める時はいさぎよく諦めなくてはいけない。できないものはできないのだ。

ところが彼女は私の肩にポンと手をかけ、ニッコリと笑い、あっけらかんと言い放った。

「Yuko, be creative（創造力を働かせて）」

最初は、困った。だけど絶対にやらなくてはいけないという前提で創造力を働かせてみると、本当にアイデアが湧いてくるから不思議だ。

電気が使えなければガスを使い、シンクがなければバケツ、水がなければ外から汲んでくれればよかった。労働力はかかるが、理論的には不可能ではなかった。

いや、実際にやってみたら本当に器材の洗浄、消毒、滅菌をするというシステムができあがってしまった。

ステファニーも苦戦していた。ＭＳＦが支援する医療施設では、一切の武器の持ち込みを禁止している。だが銃は、イエメン社会では男性の象徴とされていた。男性たちがカラシニコフを片側の肩にかけて出歩く姿は至るところで見られた。

このクリニック内もカラシニコフだらけである。武装解除はＭＳＦが活動を始める大原則の一つだった。カラシニコフを携帯している彼らには武装の意図はない。それだけに銃を携帯しないことの理解を得るのが大変だったようだ。

ステファニーはその地域のコミュニティリーダーと交渉を重ねながら、病院の門で武器をチェックし、武装解除するルールを作り上げた。ちなみに、コミュニティのリーダーは毎回別の人間が「自称」として現れ、彼女は翻弄されたそうだ。

フランス人看護師のシャルロットは、私たちが寄付する医療物資や薬剤をクリニック内に整備し、また現地の看護師の技術サポートを行った。ロジスティシャンは、医療ゴミの分別と焼却炉の設置から始め、崩壊した病院内の修理を少しずつ進めていった。ゆっくりではあるが、目に見えて改善していくなか、どのクリニックであっても訪問するのが楽しみで仕方がなかった。

最高のおもてなし

ある時、50代くらいの地元に住んでいるらしき男性に手招きで呼ばれた。彼はついてこいと言わんばかりに手招きを続けながらクリニックの外に私を連れ出した。真剣な顔をしていたので何事かと思った。

連れ出された先のコンクリートの上にヤカンとコップがあり、美味しい紅茶を用意してくれていた。仕事は正直忙しかったが、こうした時間を貴重に過ごそうとした。

腰かけると大人も子供も自然に集まり、最終的には大勢に囲まれる形になった。

少しだけアラビア語を勉強していた私は、たどたどしくも言葉を交わした。彼らの村はサウジアラビア国境付近にあり、空爆が激しいためにそこを去り、今はこのクリニックの周りの物置に皆で寝泊まりをしているのだという。

生活はきつく大変に違いない。だけど私のような外から来た客人をもてなす心を彼らは忘れていない。紛争国のイエメンの奥地で、人間同士の交流が持てていることが奇跡のように思え、このことを世界に向けて大声で伝えたかった。

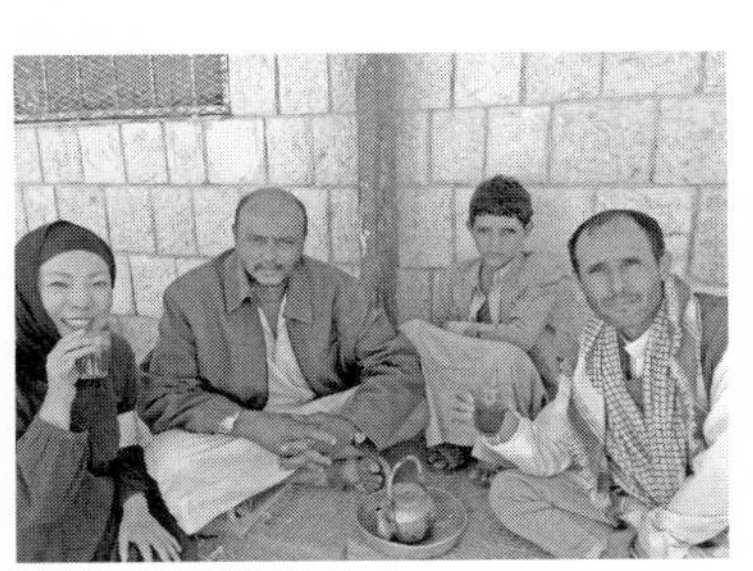

イエメン山岳地帯での医療活動。避難民たちがお茶を振る舞ってくれた。

別のクリニックでは、私たちのランチが用意されていたことが何度もあった。時間制限があるなか、いつもは心を痛めながら断っていたのだが、一度だけご馳走になった。一緒に食事をとることは、イエメン人の最高のもてなしである。

その日はステファニーの決断で仕事を早く終わらせて、現地の人々との交流を楽しんだ。楽しいランチの最中に飛行機の音がした。一瞬、皆の手が止まり上空を見上げたが、飛行機は過ぎ去った。そのまま戻ることなくランチは最後まで楽しめた。

飛行機の音が空爆を想起させる日常をイエメン人は一日に何度も経験しているのだ。

10月26日、私がステファニーと共にアウトリーチの支援を始めたばかりの頃だ。大事件が起こった。ハイダンの病院が空爆を受け、建物が全壊してしまった。幸いにも空爆は夜だったためか、スタッフや患者に一人も被害者を出さなかった。

だが、私たちの精神的ショックは計りしれないものがあった。

ハイダンチームの二人は、ちょうどハミールに戻っている時だった。一人はイギリス人の女性医師で、紛争地活動の経験が豊富だ。ハイダン病院も内戦の影響で医療環境が崩壊していたが、彼女の地道な努力で復活させ、救急や外来、産婦人科を中心にシステムが回り始めてきたところだったという。

彼女は世話好きで、宿舎では新人の私のことを色々と面倒を見てくれた。陽気で気さくな女性だった。

またもう一人はフランスから来たロジスティシャンで、彼は廃棄物処理の改善や物資の寄付などの側面でこの病院を支えていた。彼も経験は豊富で、体の大きな髭(ひげ)を生やした寡黙な50代の男性だった。表情がほとんど変わらず一見怖いが、心は穏やかで優しかった。

ハイダン病院の復興過程は私たちアウトリーチチームのモデルだった。そのハイダン病院が一夜にして完全に破壊され、近隣一帯20万人の医療アクセスは奪われた。

この二人はハイダン滞在中、病院の敷地内で寝泊まりをしていた。もし彼らがあの時ハイダン病院に滞在していたら死んでいたかもしれない。彼らは今どのような気持ちでいるのだろうか。こんな時、仲間として彼らとどのように接したらよいのだろう。ベテランの彼らに私がいかに声をかけても変わらないに違いないが、宿舎の中で会っても接し方が分からずに、話しかけづらくなってしまった。

二人は毅然としていたが、怒っているようにも見えた。

別れ

この事件は前述したアフガニスタンの病院空爆から3週間後の出来事だった。日本でイエメン情勢が取り上げられることは少ない。

MSFが支援する病院が立て続けに空爆を受けてマスコミの関心の的になったようだ。私は日本のテレビ局から生中継の依頼を受けた。

「ハイダン病院空爆のことだけでなく、イエメンの惨状のすべてを日本中に伝えろ。患者の声を、叫びを伝えるんだぞ。そしていろんな機関に援助を訴えろ。あまり危険なイメージを与えるな。そうすると援助が入ってこなくなる。安全に活動する方法はいくらでもあると伝えろ。イエメンほど世間に見放されている国はない。ちきしょう、YUKO頼むぞ」

中継前、ハミールで18名のチームリーダーであるリカルドに言われた。彼も怒っていた。リカルドの言う通り、イエメンでは医療だけではなく、市民の生活を支える援助も絶対的に足りない。多くの援助機関が入ってくれなくては、せっかく医療支援をしていても、避難民たちに行き届かない。

私はリカルドのアドバイス通りのコメントをはっきりと伝えたが、どこまで海の向こうの視聴者に伝わっただろうか。

多くの人々が医療を求めているのに、一つの空爆が希望の灯を簡単に消してしまう。病院や医療者に攻撃を加えることはどんな理由であろうと、許してはならない。それでも世界はそれを繰り返している。

この世で空爆を続ける人間がいる限り、私は現場で苦しむ被害者のそばに居続けなくてはいけないのではないか。私は何度も日本帰国後のオフィスワークを考えたが、結局、日本の安定した場所を自分の居場所にしてはいけないと思い至るようになった。

この日、オフィスに応募しようと思っていた履歴書をパソコンから削除した。

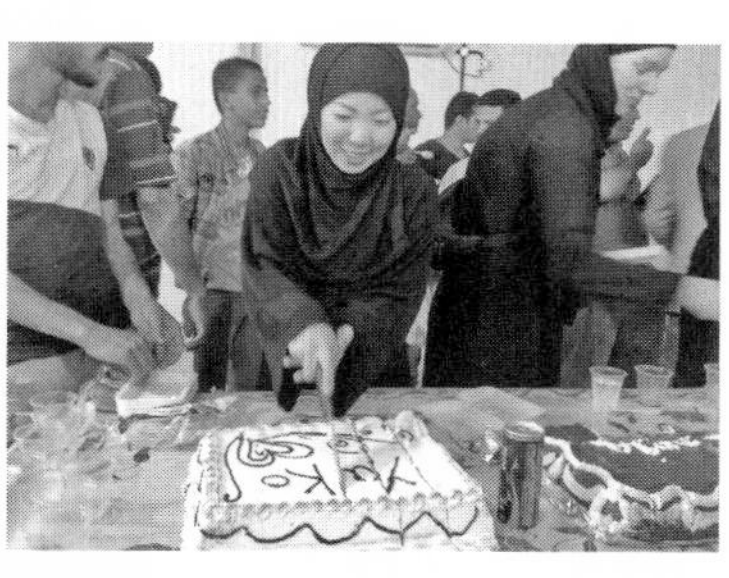

赴任最終日に、ケーキをプレゼントされた。

私が帰国をしたのは12月の半ばだった。紅葉はとっくに過ぎ、雪がちらつく日もあった。

「雪見温泉もいいよね」と言う私に、彼は、

「僕たちは友達に戻ったほうがいいんじゃないかな」と言った。これは私が言わせてしまった言葉に他ならなかった。

私はそれをそのまま受け入れた。こうなることは帰国前から分かっていた。お互いにベストな結果であるのだろう。

こうして私たちの関係は終わってしまった。

私は、彼とどうしたかったのだろう。

私にとっては、彼と現地で苦しむ患者の両方が同じように大切だった。

これから先も彼とおしゃべりをしたり一緒にご飯を食べたり、散歩をしたり、何気ない日常を共有していきたかった。将来を約束したわけではなかったけれど、そうなったらどんなに素敵なことだろう、と思っている自分もいた。

だけど、壊れたクリニックに助けを求めて押し寄せる大勢の患者たちと、医師が不在のまま奮闘している看護師の映像を頭から消し去ることができない。そのような世界を見捨てるなんてできなくなっていた。

彼は理由を告げなかったし、私も理由を問わなかった。

彼が身を引いたのは、私のことを嫌いになったからかもしれないし、または私に女性としての魅力を感じなくなったからかもしれないし、もしくは、現地で苦しむ患者たちのためだったのかもしれない。

第7章
世界一巨大な監獄で考えたこと

パレスチナ&イスラエル編

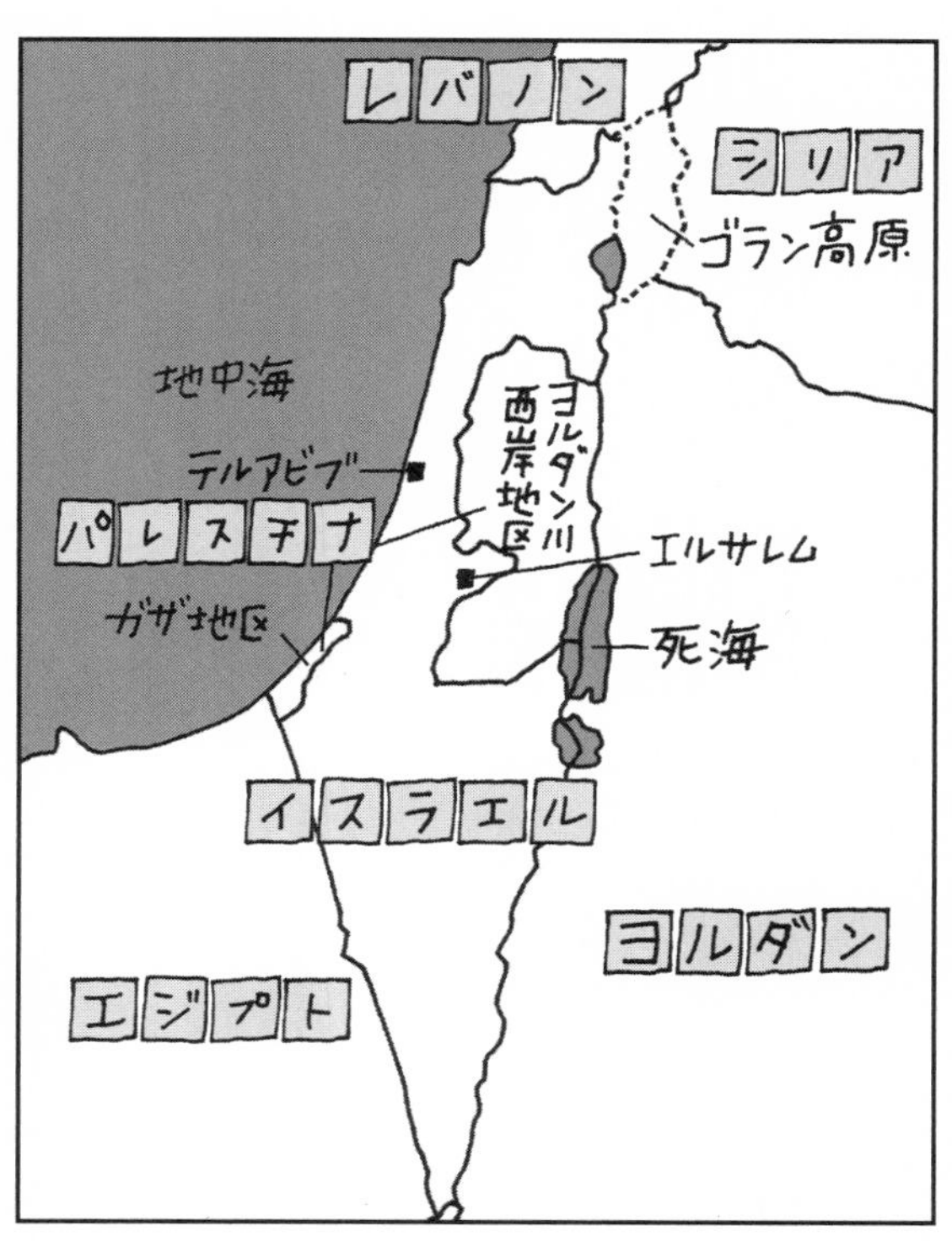

この目で確かめたい

２０１５年12月半ばにイエメンから帰国し、そのまま失恋した。彼と別れた日、都会のクリスマスイルミネーションに心躍らせる人々とすれ違いながら、やっとのことで家路についた。マンションに到着してから、リビングの床の上に座り込んだ。

そのまま目の前のクッションに向かって上半身を投げ出し、しばらく動けなかった。思い切り泣けば楽になりそうなのに、その力すら湧いてこない。心の中の煩悶(はんもん)が、いつまでもくすぶり続けている。

本当は、泣いたり立ちどまったりしている暇などなかった。数週間後にパレスチナのガザ地区への出発が決まっていた。東京のマンションをそれまでに明け渡さねばならない。

イエメンに出発した時点では、帰国をすればまだそこに住み続ける予定だったので家賃を払い続けていたが、ガザ地区に出発すると決めた時に解約しようと考えた。

パレスチナのガザ地区は、一生のうちに一度は行ってみたいと思っていた場所だった。「世界一巨大な監獄」と言われる実態をこの目で確かめておきたかった。

ガザ地区でのMSF活動の歴史は長い。だが、当時MSFが展開していたプロジェクトに手術室看護師は必要とされていなかった。私には派遣のチャンスはないものだと思っていた。

ところが今回は、MSFが展開していた二つのクリニック内の全部署を統括する看護師長としてのオファーだった。このように手術室には関連のないポジションのオファーが私に回ってくるのは珍しい。

クリスマスや年末時期には現場に送る人材確保がとても難しかったため、窮余の策で私にオファーがきたというのが実情である。

その時のガザは紛争状態に置かれていなかったのでセキュリティリスクも低かった。紛争地に比べると派遣看護師の確保は、そう難しくはないはずだ。わざわざ手術室専門の看護師に声をかけるまでもない。この話はガザ地区に行くまたとないチャンスとなった。

ガザはパレスチナ自治区の名前だ。パレスチナは独立国家として認められておらず、あくまでも暫定自治政府である。ガザ地区が世界のどこにあるのかを知るには、まずイスラエルの地理を知る必要がある。

イスラエルの場所を地図上で確認できれば、飛び地になっている2ヶ所のパレスチナ自治区が自然と目に入ってくる。その一つがガザ地区で、もう一つがヨルダン川西岸地区と呼ばれる。

イスラエルは1948年に「独立宣言」を行った国家で、中東に位置する。西側が地中海、東側はヨルダン川西岸のパレスチナ自治区に挟まれた縦に長い地形をしていて、国土面積は日本の四国程度だ。北がレバノン、北東にシリア、東にヨルダン、南はエジプトに接する。

元々はパレスチナ地方と呼ばれていたイギリスの委任統治領が、1947年の国連パレスチナ分割決議を経て現在のイスラエルとなった。

そのイスラエルが現在も軍事占領を続けているのがパレスチナ自治区だ。

イスラエルは、世界各地に離散しているユダヤ人または、ユダヤ人の母親から生まれた子供をユダヤ人と認め、イスラエルの国籍を与えている。

ユダヤ人とは人種ではなく、原則的にはユダヤ教徒を意味する。現在イスラエルに居住する圧倒的多数の市民が、世界中から集まったユダヤ人だ。

パレスチナ自治区の中でも、特にガザ地区はイスラエルの封鎖によって180万人のパレスチナ人が閉じ込められた、世界で最も人口密度が高い場所だ。ガザ地区はイスラエルの西側に位置し、地中海に面している。

面積は狭く、長さ50キロ、幅5キロから8キロの細長い形をしている。そのガザ地区では四方を壁やフェンス、海で囲われ、海上も上空もイスラエルに管理されている。徹底的な封鎖をされるがゆえに「世界一巨大な監獄」または「屋根のない監獄」などと呼ばれている。

逃げ場のない閉ざされた空間にいるガザ地区のパレスチナ人に対して、イスラエルは数年に一度、徹底的な大規模空襲を行う。

直近となる2014年の空襲では、2000人以上の死者と1万人以上の負傷者、2万戸近い家屋の破壊をもたらした。

この時MSFからガザに緊急支援に入っていた「戦友」の田辺医師からは、あまりにも容赦ないイスラエル側の空襲に死を覚悟した、と現地からメッセージが送られてきた。

イスラエルとパレスチナの問題を正確に知るためには3000年も前に遡らなくてはならない。私は紛争地の援助に訪れる際、「なぜその国に私が入らなくてはならないのか」を常に意識している。

その国の問題を構造から理解しなくては、人道援助を行っていてもそれが表面的なものになってしまうからだ。ただ、パレスチナ問題を理解するのはお手上げだった。

出発前の短時間で複数の解説本を読んだが、問題が複雑すぎた。1冊や2冊の本を読んで全体を理解しようという考えに無理があった。

出発前、幸運にも『広河隆一　人間の戦場』という映画が公開されていた。この映画の主人公、広河隆一さんがパレスチナ問題を長年取材し続けているフォト・ジャーナリストというのは知っていた。勉強のために観に行った。

この映画の始まりから度肝を抜かれてしまった。映画は非武装でデモ抗議をするパレスチナ人に対し、完全武装のイスラエル兵士たちが高圧的に容赦なく拘束していく場面から始まった。

驚いたのは、それらの様子を撮影している広河さんをはじめとする報道機関に対して、イスラエル側は撮影を妨害するどころか、逆にこの様子を世界に見せつけるかのような態度をとっていることだ。

パレスチナ人たちに対して平気で暴力を振るっていた。彼らはこの非道を世界に知られてしまっていいというのだろうか。

親しい新聞社の記者がこのように話してくれた。

「中東の混乱を収束させるには、パレスチナ問題を解決しないと始まらない。それだけ複雑に絡まり合う世界の対立の根深さが詰まっているんだよ」

現地のパレスチナ市民たちは一体どんな状況に置かれているのだろうか。やはり一度この目で見てこなくてはいけないと思った。

入国審査

２０１５年12月28日、日本を出発した。

どうせなら元日だけでも日本で過ごしたかったが、クリスマス前には現地入りをしてもらいたいという本部の要望を、ここまで引き延ばしていた。マンションの引き渡しもあったが、出発前には家族との時間を少しでも長くとりたかった。

彼とは別れてしまったので、ガザ行きを伝えることはなかった。別れたことで「派遣に行くことを大事な人に告げる」という重要任務から解放され安堵している自分がいた。好きな人に心配されながら出発することほど辛く、後ろめたいものはないと、改めて思った。

パレスチナのガザ地区に入るには、イスラエルを通って行く他に現在は方法がない。

「イスラエルの入国審査では少し困難な場面も予想されます。ただ、とにかくイスラエルには入国をしなくてはなりません。まずは入国することだけを考えて下さい」

出発前、国境なき医師団日本事務局の出発担当スタッフに言われた。彼は送り出す派遣スタッフの出入国を手配するプロだ。最新のビザや入国に関する事情を常にキャッチし、出発者本人に代わってビザや航空券を最速で代理手配する。

その彼が、イスラエルの入国審査で直面するであろう問題や、予想される質問事項をリストアップしてくれた。またそれらの対応の仕方も教わり、私はその内容を頭に叩き込んだ。

ガザ地区に何度か入った経験のあるジャーナリストにも言われていた。

「イスラエルではガザ地区に援助に行く人間への嫌がらせはあるけど、あくまでも目的は嫌がらせであって、最終的に入国を拒否されることはないから大丈夫」

12月29日、テルアビブ空港に到着した。イスラエルの主張する首都はエルサレムだが、国連は認めておらず、ほとんどの国の大使館がテルアビブに置かれている。

入国審査では、出発担当スタッフが事前に用意してくれていたいくつかの書類を提出し、審査官からの繰り返しの質問に、根気よく答えていった。

審査官が替わったり、その間待たされたりなどはしたが、構えていた割には20分以内で終了した。なんだ、こんなものかと足早に空港を後にしたが、本当の嫌がらせは出国時に待ち受けていることを知る由もなかった。

その日はエルサレムにあるMSFの宿舎に泊まり、翌日の30日にいよいよガザ地区に入ることになった。イスラエルが軍事占領をするガザ地区に入るには、エレッツと呼ばれる検問所を通る。一見空港を思わせるかのような箱型の建物で、検問所にしては巨大だ。

ここが封鎖されたガザへの外界の人間用の出入り口となる。物資用の出入り口はまた別の場所に設けられているため、主に私のような援助機関で働く人間やジャーナリストがここを通ることになる。

持ち込むものは厳しくチェックされ、例えば高性能なカメラのレンズなどは、ガザ内で軍事転用されるのを恐れ、ここで没収されるのだという話を聞いた。

警備をしているイスラエル兵士たちは肩にさげているライフル銃以外にも、武器らしきものが装備されたベストを着用していた。

私が今まで他国で見てきたライフル銃は木製のパーツからなる茶色いものが多かった気がするが、イスラエル兵の携帯するライフル銃は真っ黒な金属製で不気味だった。

検問所の中は空港の出入国検査と同じようなブースがいくつもあった。防弾ガラスだろうと思われる仕切りで、検査官はこちら側と一切接触しないような作りになっている。

そのブース内では、まだ若い女性検査官が威圧的な態度でガザ入りの目的や滞在場所、連絡先などを入念に聞いてきた。

それが終了すると、今度は物々しい鉄製の回転扉が次々に現れた。大きな荷物を持ち込ませない目的らしい。

スーツケースの向きをうまく工夫しながら最後の回転扉を抜けると、ようやく建物の外に出た。といっても今度は金網で完全に封鎖された通路が続き、1キロほど歩かされた。

ここがエレッツ検問所とガザとの間に設けられた緩衝地帯だった。エレッツ検問所もこの緩衝地帯も無人気球によって上空から監視され、無断で入り込むと威嚇(いかく)射撃をされる。

では申請をすればガザ内のパレスチナ人はここを通れるのかというと、それは不可能に近い。イスラエル側は180万人に及ぶガザ市民の戸籍のようなものを徹底管理し、治療目的など、よほどの理由がないと出域の許可は出ない。

頑丈な金網で囲まれた1キロの長い通路を抜けると、いよいよガザ側の検問所に到着した。

パレスチナ人たちの歓迎の挨拶と人懐こい笑顔がそこにあった。私の知っている懐かしいアラブの空気を感じた。

人間味がまったく感じられなかった無機質なイスラエル側の検問所に比べ、ここが人々の温かみを感じられる場所であったことに息をついた。

世界一巨大な監獄、ガザ地区に到着した。

観光地なのか？

私の中のガザのイメージは初日でひっくり返されてしまった。

ガザというと「逃げまどう人々」「瓦礫の前で泣き叫んでいる人々」、このような映像を思い浮かべていた。

2014年、過去にない大規模な空襲を報じるニュースの印象が強かったのだが、考えてみればそれは1年以上前の話だった。

ガザは一つの都市だった。空襲はなく、人々は外を出歩き、レストランや店が並び、道路は車がひっきりなしに走っている。空襲はなく、人々は外を出歩き、私とすれ違う時には笑顔で挨拶をしてくる。

その日、MSFの宿舎とオフィスがあるガザ市に到着した。MSFの宿舎には目を見張るものがあった。建物の見た目はやや古く、エレベーターはワイヤーなどがむき出しのまま故障した状態だった。

階段を上り、いざ住居内に足を踏み入れると、私がつい最近明け渡した東京のマンションよりも遥かにグレードが高かった。白を基調とした日当たりのよい4LDKの間取りの3階と、それよりは少し狭い4階の2フロアをみんなでシェアする形で使っていた。

ここに住む海外派遣スタッフは基本的に私を入れて4人で、その他にその時々で一時的に派遣されてくるスタッフもいた。外国人が他のプロジェクトと比べて少ないのは、現地のパレスチナ人を多く雇用していたからだ。

私が与えられた部屋はとても広く、ダブルサイズのベッドがあった。

日当たりも眺めもよいベランダには、籐の椅子とテーブルが置いてある。コーヒーブレイクや読書には最適だった。

街にはヨーロッパのブランドの洋服店が立ち並ぶストリートや、数々のカフェやレストランがあり、アイスクリーム屋やケーキショップでは人々がたむろする姿が見える。公園は遊具で遊ぶ親子たちのグループで賑わっていた。

そして何といっても地中海のビーチの美しさは圧巻だった。まだガザのほんの一部しか見ていない私は、観光地に来たのだろうかと思ってしまった。

「ここに医療人道援助なんて本当に必要なのか」

私の初日の感想だった。

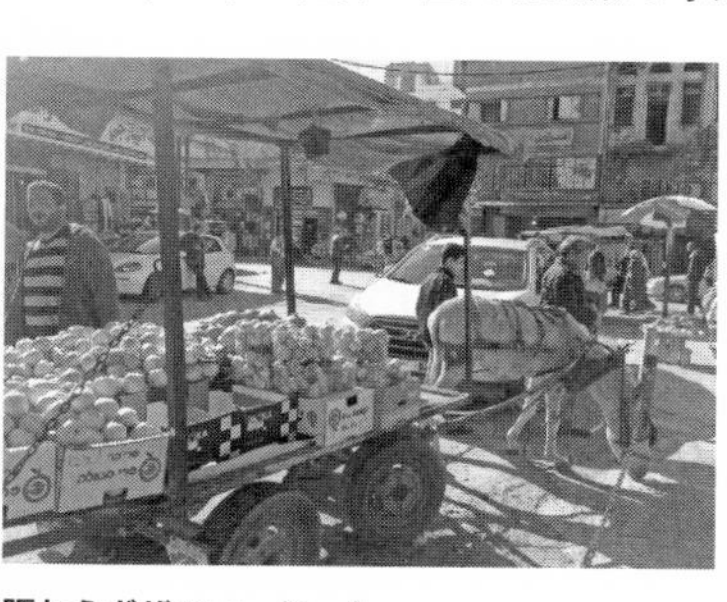

賑わうガザのマーケット。

到着4日目のことである。2016年1月2日、早朝4時55分。

まだベッドの中で眠りについていた。ものすごい衝撃が走り、ベッドから文字通り一瞬で飛び起きた。空爆だ、と直感した。始まったのか？

ガザではイスラエルからの軍事侵攻がこの10年で3度行われている。次がいつ始まるのかなど誰にも分からない。それが今日なのか。

ここまでの大きな空爆の衝撃を受けたことは後にも先にもない。ここは観光地ではない、やはり危険地帯なのだ、と一瞬のうちに考えは変わった。だが、本当に恐ろしかったのは空爆などではなかった。

それは、この日、空爆について話題にしているガザ住民が一人もいなかったことだった。空爆から数時間後、私は新任地のクリニックにいた。

そこで見たのは、クリニックのオープン前に忙しく掃除をしている清掃員たちと、受付で準備をする事務スタッフ、そして続々と出勤してくる看護師たちだった。みんなが私に笑顔で挨拶をしてくる。

空爆があった日にクリニックを通常営業させるのか。誰も今朝の空爆について話題にしていない。

「空爆大丈夫だった?」などという声もかけられない。

外はというと、車が行き交い、歩道は人々が行き来していた。日常の姿しかなかった。

このことを後に知人の新聞記者に話すと大笑いされてしまった。

「ガザではね、たかが空爆の一つや二つ、いちいち話題にする市民などいないんだよ」

2014年、激しい空爆が51日間続いた。現在1ヶ月に1、2回の頻度で起こる単発の空爆は、空爆のうちにも入らないということなのか。

私にはあまりにも知らないことが多かった。

MSFはこのガザ地区内で二つのクリニックを展開し、火傷と銃創の二つのケースを対象にした治療と理学療法を提供していた。私はそれらのクリニックを管理する看護師長として派遣された。

一つ目のクリニックはガザ市内にあり、ここでは長期的な活動を続けていた。ガザ地区全体は縦長の地形で、ガザ市はその北部にある。

もう一つのクリニックは、ガザ市内から車で45分ほどのハン・ユニスと呼ばれる場所で、ガザ地区の南部に位置した。ここは開いて数ヶ月ほどしか経っていないにもかかわらず、患者が増え続けていた。MSFは、三つ目のクリニックを開かないと患者を捌（さば）けないと考えているようだった。

実はガザには海外の援助で成り立つ医療機関がたくさんあり、それぞれの役割分担と連携がうまく機能していた。その中で私たちMSFが対象にしていたのが、入院の必要はないが、継続的な傷の消毒やガーゼ交換のための通院をしなくてはならない患者たちだった。

いったん、ガザ地区内のいずれかの病院で治療を終えて退院したが、その後も継続した通院治療やリハビリが必要な患者が紹介されてくる。その受け入れ対象をMSFでは火傷と銃創の二つに絞っていた。交通事故など他のケースを対象にしている医療機関は別にあった。

MSFのクリニックに通院してくる患者にはある特徴があった。火傷の患者はほぼ女性と子供で、銃創患者の方はというと、ほぼ男性だった。

女性と子供に火傷が多いことは、2014年の空爆で家屋を破壊されたことに起因する。

たとえば、女性たちは料理を床の上など環境の悪い場所で行っていた。調理場所としては不安定だ。子供たちの手が届いてしまう。当時ガザ地区全体の難民数は126万人といわれ、8個ある難民キャンプには56万人の人々が押し寄せるように生活をしていた。

火傷の多くは、不便な環境での料理中に起こっていた。火傷は体の広範囲に及ぶことが多い。皮膚の治療のみならず、血管や神経組織が傷ついたことで動きの悪くなった筋肉・関節などの理学療法が不可欠だった。

シリアやイエメンの難民キャンプでも同じようなケースがあった。紛争地で火傷が多いという事実が表に出ることは少ない。彼らは、私たちの目に見えないところで、困難な生活に苦しんでいるのだ。

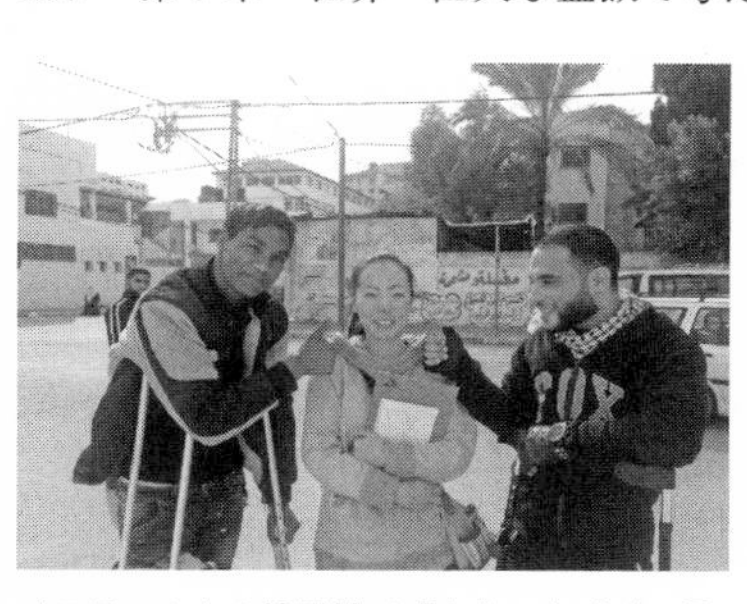
イスラエルとの境界域で「自由」を叫び、足を撃たれた青年たち。

わざわざ撃たれに行く理由

私の目を引いたのは銃創の方だった。

これまでのＭＳＦの活動では、自由に外を出歩けなかったことが普通だった。ＭＳＦではセキュリティ管理の観点から、紛争地域では銃弾や砲弾、空爆、誘拐などの危険から身を守るために、派遣スタッフが「外を歩く」という行動を極力制限している。

ただし、紛争状態にないガザでは制限は少ない。ガザ全体が封鎖されてしまっているものの、地区内の軍事支配は、現在は行われていない。そういう意味ではガザの中にいる限りは銃撃戦があるわけではなく、セキュリティリスクは低かった。

では銃撃戦のないガザなのに、なぜクリニックには銃で撃たれた患者があふれていたのか。

ガザ地区内のイスラエル軍の撤退は2005年に行われたが、その後何度も軍事攻撃を空から受けている。2014年の大規模空襲では街を破壊され、生活も経済も破綻し、失業率の上昇に終わりは見えない。

広大な農場も水道のシステムを破壊されたために荒廃している。工場も同様だ。電気の供給が機能せず、ガザでは電気をイスラエルから買わなくてはならないという屈辱的な仕組みが出来上がってしまった。

それもイスラエルの都合により、電気の量も時間も勝手に管理されている。電気が使えるのは、当時の平均で日に3時間だ。その冬は特に寒く、電気の通らない多くの一般家庭では極寒の夜を過ごさなくてはならない。われわれスタッフも含め風邪が大流行した。

電力が圧倒的に不足しているため上下水道の処理をするシステム復旧の目処も立た

ず、水道の水は飲めない。シャワーの水をうっかり口に入れると苦く、とても不快だった。

ガザに住むパレスチナ市民たちが、心理上、健全ではないことは容易に想像できた。屈辱感、従属感を与え続けるのもイスラエルの政策なのだという。

こうした市民の中でも、とりわけ負のエネルギーを持て余してしまっているのが、10代後半から20代前半の青年男子だった。

学校を卒業したのに仕事がない。ガザの若者の失業率は60%という水準で、世界でも最悪レベルだといわれている。

行き場のない彼らの鬱憤を晴らす矛先は、やはりイスラエルなのだ。

こういった青年たちがイスラエルと接する境界域に行き、フェンスや壁の向こう側で警備をしているイスラエル兵士たちに向かってパレスチナの解放と自由を叫び、時には投石する。そして、撃たれる。信じられない話ではあるが、イスラエル兵士はそのようなパレ

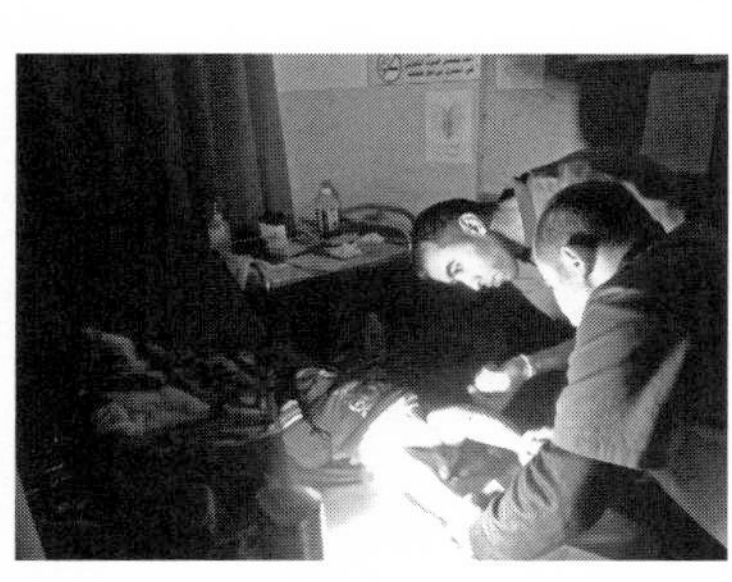

停電のため携帯のライトを用いて、火傷した乳児の処置をした。

スチナ青年たちを本当に撃つのだ。

ガザ全体はイスラエル軍に包囲され、50キロ続く地中海の海岸沿いも海軍が毎日のように威嚇射撃をしてくる。ダイバー部隊も存在し、ガザ市民が海を泳いで脱出するのも不可能だ。このような環境に置かれたガザの青年たちが、解放を叫びに出向く境界にも当然イスラエル兵士が銃を構えている。

彼らはこのようなパレスチナ人青年たちの片足を上手に撃つ。頭や胸などではない。普通は命は狙わない。彼らの足を撃ち、彼らの声をかき消し、意気を削ぐ。自由を叫びながら撃たれた青年たちは倒れ、病院に運ばれる。クリニックの待合室は、このような青年たちで毎日あふれ返っていた。

これが、私が4ヶ月の間で見てきたガザの現実である。この間、銃で撃たれた傷は回復したのに、再び撃たれて運ばれてくる患者が何人もいた。

「彼らはね、わざわざ撃たれに行くんだよ」

一緒にMSFのクリニックで働いていたパレスチナ人医師のアブ・アベドが教えてくれた。40代の彼は私の上司にあたり、クリニックの院長のような立場にいた。

彼もガザに閉じ込められている一人である。彼の兄弟は、同じパレスチナ自治区とはいえ、飛び地のヨルダン川西岸地区にいる。

2時間以内の距離にいる彼らは2000年から一度も会えていない。

「いくらうちのクリニックで傷を治したって、彼らはまた新しい傷を作って戻ってくる。自分たちをわざと傷つけに行くんだよ」

それではいくら私たちが彼らの傷を治したって意味がないではないか。待合室にいる、松葉杖(づえ)を持つ青年たちに視線をはしらせた。

今日、この一つのクリニックだけでも20人ほどの青年がいるだろうか。その当時抱えていた患者は、二つのクリニックで100人を優に超えていた。

うなだれている静かな青年もいれば、数人で騒ぎ立てているグループもある。週に2、3回の通院が基本で、通院期間の平均は6週間から8週間だった。

一度通院が決まった彼らにとってはしばらくの間、待合室が生活の一部となる。自由を叫び撃たれる青年たちに私は何ができるだろうか。

求人に殺到する高学歴な若者たち

私はスタッフを新たに一人雇用し、待合室の青年たちの心理的調査を行うことにした。ガザの青年たちは大学を出た高学歴の持ち主ばかりだ。ガザでの識字率は実は高い。これも行ってみて初めて知った。

ガザ人口の約7割は難民で、国際連合パレスチナ難民救済事業機関（ＵＮＲＷＡ）が無料で小中学校教育を提供している。こうした背景のもと、教育レベルは高水準にあり、ガザ地区内には大学だけでも八つある。だけど卒業しても、仕事のないガザではその知識や資格を社会に生かす術がない。若者たちは大学を卒業した途端に行き場がなくなってしまうのだ。ガザの封鎖解放を叫ぶと今度は撃たれてしまう。

「傷が治ってもどうせやることはない」

「ビジネス関連の勉強をしたけど、仕事がない」

彼らは絶望していた。

私はＭＳＦのクリニックで一度、清掃員2名の募集を掛けたことがある。1週間で

300通を超える履歴書が届き、その時に改めて高学歴の割合に驚いた。医師や看護師の免許を持っている者もいたし、学士どころか修士課程を修了した者もいた。大変だったのは、募集を打ち切った後の選考過程の時だった。

募集を見逃してしまい、どうにか今からでも応募ができないか、という問い合わせの電話や、直接オフィスに直談判（じかだんぱん）しにくる若者たちが殺到した。選考は正直とても難しかった。

学歴を問う職種ではなかったので、逆に高学歴のものを選考からはずすこともMSF内部で検討されたが、結論は出なかった。

選考中には応募者の家族や親戚からの後押しの電話が続いた。最終的にどうにか2名を選んだが、今度は選ばれなかった者たちからの激しい抗議や、すがりつくかのような電話が続いた。オフィスの電話のみならず、どのように流出したのか私の携帯電話にかかってきたり、個人のフェイスブックの方へ連絡してきたり、しばらく収拾がつかなかった。

これがガザの求職事情である。待合室での聞き取りからは、睡眠薬を乱用している青年たちの実態が明らかになった。自分たちの声は届かず、何の希望もない生活を繰り返すうち、薬に頼る者もいれば、境界に足を向ける者もいる。それは自傷行為に他ならない。

「僕たちの声を聞いてくれて嬉しかった」

最後には皆このように口を揃えた。未来あるこの子たちには健全な暮らしを営んでほしい。そう願ったはいいが、それには世界規模の大きな何かに立ち向かわなければならない。

2012年、2013年でのシリア派遣の際に、

「飛行機がどの村に現れた」

という情報を交わし合うのが地元シリアの人々の挨拶となっていた。ガザでは、

「次の戦争がもうすぐ始まるらしい」

「検問所が一日だけ開放されるらしい」

このような噂を交換し合うのが人々の習わしだった。

ある日、再びイスラエルからの空爆があった。夜中の3時に1軒の民家を炸裂させた。10歳と6歳の兄妹が亡くなったので日本の大手新聞も報じていた。その二人の子供はMSFのクリニックで働く看護師の親戚だった。その看護師はしばらく出勤してこなかった。

イスラエルの非道には信じがたいものがあった。こんな非人道的な出来事が21世紀

のこの時代にあってよいのか。この非道を世界は知っているのか。それを許しているのか。

怒りというよりは、あまりの冷酷さに対する驚きがあった。彼らの心理に興味さえ抱いた。

一体どのような心を持ってしたら同じ人間をここまで苦しめ、追い詰めることができるのだろう。

この時点ではそう思っていた。

エルサレムにて

2月半ば、ガザに来て1ヶ月半が過ぎ、1週間のホリデーが与えられた。看護師長としての私はオフィスで勤務表管理や患者の統計などの事務業務を行い、あとは二つのクリニックを訪問して、看護師たちの技術チェックや指導などを行っていた。50人ほどの明るいスタッフたちとはよい関係を築けていたし、患者たちも私に話しかけてくれていた。仕事が終わり立ち寄るスーパーやカフェ、サンドウィッチ屋などでも顔なじみになり、店員たちやそこにいるお客さんともよく会話を交わした。近所の小さな子供たちは、私にまとわりつき、通り過ぎる学生たちは私を捕まえて英会話の練習をしたがる。

私は段々とガザの人々の間に馴染んでいった。人懐こい笑顔の向こう側で、深い傷と悲しみを抱え続ける人々。そして——。

「いつかガザが解放されたら……」

会話の中に必ず出てくるこの言葉を聞き続けているうちに、ここを出られるはずの私自身が、閉じ込められてしまっているガザの一員であるかのような錯覚に陥っていった。

閉ざされた空間での圧迫感に我慢ができなくなり、まだ1ヶ月半しか経っていないのにガザを早く飛び出したくてたまらなくなっていた。

休暇はエルサレムの聖地を回ろうと決めていたが、一方で非道なイスラエル人たちと接しなくてはならないことも恐ろしくなっていた。

しかし、このイスラエルでの休暇中、私はたくさんの素敵なイスラエル人たちと出会って戸惑った。イスラエル人はものすごく親切で優しかったのだ。

イスラエルでは兵役義務が男女ともにある。成人の多くがライフル銃を担ぎ軍服で任務をした経験があるだろう。

だが、レストランでも、土産物屋でも、マーケットでも、私が接したイスラエル人たちは人を簡単に撃つような、封鎖された場所に爆弾を落とすような人間には見えなかった。私は、自分の見てきた世界は、イスラエルの一側面に過ぎず、それだけで大きな物語を描いてはいけないのではないかと思い始めていた。

さらに私はユダヤ人に対する大量虐殺の記録が残る、ホロコースト記念館を訪れてみた。

ホロコーストとは、第二次世界大戦中、ナチスドイツ政権と協力者による約６００万人のユダヤ人に対する組織的、国家的な大量虐殺を指す。

「あまりにもむごいものを見ると思うから、まだ気分の爽やかな朝一番で行くといいよ」

そうアドバイスをしてくれたのは、ＭＳＦの助産師としての派遣経験があり、その時エルサレムの大学で公衆衛生を勉強していた当時20代の上野麻実ちゃんだった。休暇中のうちの１泊を彼女のアパートに泊まらせてもらった。

もちろん今までに何度もホロコーストに関する本や映画は目にしてきたし、知識はあるものだと思い込んでいた。ところがこの記念館に足を運んだことにより、想像以上に恐ろしいホロコーストの歴史を見せつけられ、私の中の「イスラエルは非道」という概念が大きく揺らぎ、混乱してしまった。

この記念館で展示されている大量の実録動画や写真が訴えていたホロコーストは世にも恐ろしかった。それらにはユダヤ人の強制移動、強制労働、さらにユダヤ人を根絶やしにするための大量殺害へと舵（かじ）が切られていく様子が記録されていた。

巨大な穴が掘られたその縁（へり）に５人ずつ立たされ、順番に銃殺されていく女性と子供たち。撃たれたら次々にその穴に倒れていく。穴の中はすでに山積みの死体がある。銃殺の順番を待つ大勢の女性と子供たちは真っ裸で並ばされ、順番が来れば自分たちの足で縁に移動し銃殺されていた。それが実録映像として流されていた。

別の映像では、大量のユダヤ人の死体の処理のため、ブルドーザーが死体を運んでいた。映像の向こうの地獄からうめき声が聞こえてくるようだった。耳を塞いでその場でうずくまりたくなった。

この記念館ではヨーロッパの歴史を通じ、ユダヤ人たちが何度も何度も繰り返し迫害されてきたことがよく分かる。ナチスドイツだけが悪いのではなく、ホロコーストに加担した国があまりにも多い事実も知った。

「ユダヤの人々はね、今度こそもう二度と迫害も殺戮もされない自分たちだけの国を持って、何としてでもそれを守り抜きたいと思っているんだよ」

多くのイスラエル人にもパレスチナ人にも接する機会をもつ麻実ちゃんが、混乱して声も出なくなっている私に諭すように話してくれた。

私はイスラエル人たちが異常なまでに土地を死守しようとする執拗な気持ちに初めて触れた気がした。

だからといって、ガザを空爆する理由にはならない。これだけの悲劇の歴史を受け継ぐイスラエルの人々が、なぜ現代に至って弾圧側に回っているのだろうか。

セキュリティチェック

私は、このホロコースト記念館を通じてユダヤ人たちが、

「だからわれわれの非道は当然なのだ」

といったメッセージを全世界に発信しているのではないかと感じてしまった。私がガザに行く前に観た『広河隆一　人間の戦場』の中で、報道陣の前に堂々と見せつけるようにしてパレスチナ人を弾圧するイスラエル兵士の姿を思い出した。

「全世界に同情されながら滅亡するよりも、全世界を敵に回して戦ってでも生き残る」

この滞在中にイスラエルで耳にした言葉である。これは、ホロコーストから始まる憎しみの連鎖によって生み出されたものに思えた。悲しくて心が壊れそうになった。一時滞在者でしかない私は、イスラエルの断片しか見ていない。分かったことは、パレスチナ・イスラエル問題は、私などが理解しえないほどに根深いということに過ぎない。

ただし、イスラエルの非道を非難するだけではなく、これまでの歴史においてユダヤ人を殺戮・迫害していた国々もパレスチナ問題の平和解決に向けてかかわるべきではないか、と思うようになった。ユダヤ人に対する補償を終えたというドイツや、パレスチナの土地の分断にかかわったイギリスやフランス、それを承認した国連……。やはり国際社会が取り組むべきではないか。

現実の世界の動きは一体どうなっているのだろう。

どうしたらイスラエルとパレスチナは和解できるのだろう。銃で撃たれクリニックの待合室で過ごすパレスチナ人たちを見ている私には何ができるのだろう。

この子たちの足の傷を治すことだけが私の役割でよいのだろうか。


4ヶ月の派遣を終え、帰国する私は、テルアビブ空港の取調室で真っ裸にされていた。

体内に何か隠し物がないか検査され、パスポートの記録から、今までに渡航した国々に関する尋問を何時間にもわたり執拗に受けていた。その国々で接触した人物の詳細や連絡先など、思い出せなければ、思い出すまで質問は繰り返された。

通常は飛行機の搭乗前のセキュリティチェックで口頭の質問と荷物のチェックのみで終わるところ、私は別室に連れていかれた。噂でも聞いていた通り、パレスチナ支援関係者への嫌がらせ以外に思いつかない。

尋問から解放され、部屋の外で目にしたのは、散乱した私の荷物だった。ポーチは開けられ、中身が取り出された状態だった。お財布は中のレシート1枚まで出されていた。

家族へのお土産の包装紙は破られ、むき出しだった。すべてをチェックされたのだ。

最後まで私のパソコンの中身のデータを見る、見ないで揉めたが、それは向こうが諦めた。

散乱した荷物を一つひとつスーツケースやバックパック内に戻していると、私が飛行機の中で食べようと思っていたパンの袋が破られているのを見た。

裸にされ、体内チェックにも耐えてきたが、むき出しになったパンを袋に戻している時、こらえきれなくなって涙があふれてきた。こんなことで泣いてはいけないとも思った。私が受けた嫌がらせと屈辱は、パレスチナ人が受けているものの比にならない。

だけどこの時は、ここまでしなくてはならないほどに追い込まれてしまったユダヤ人に対する同情の悲しい涙も混じっていた。

第8章
戦下の子供たち

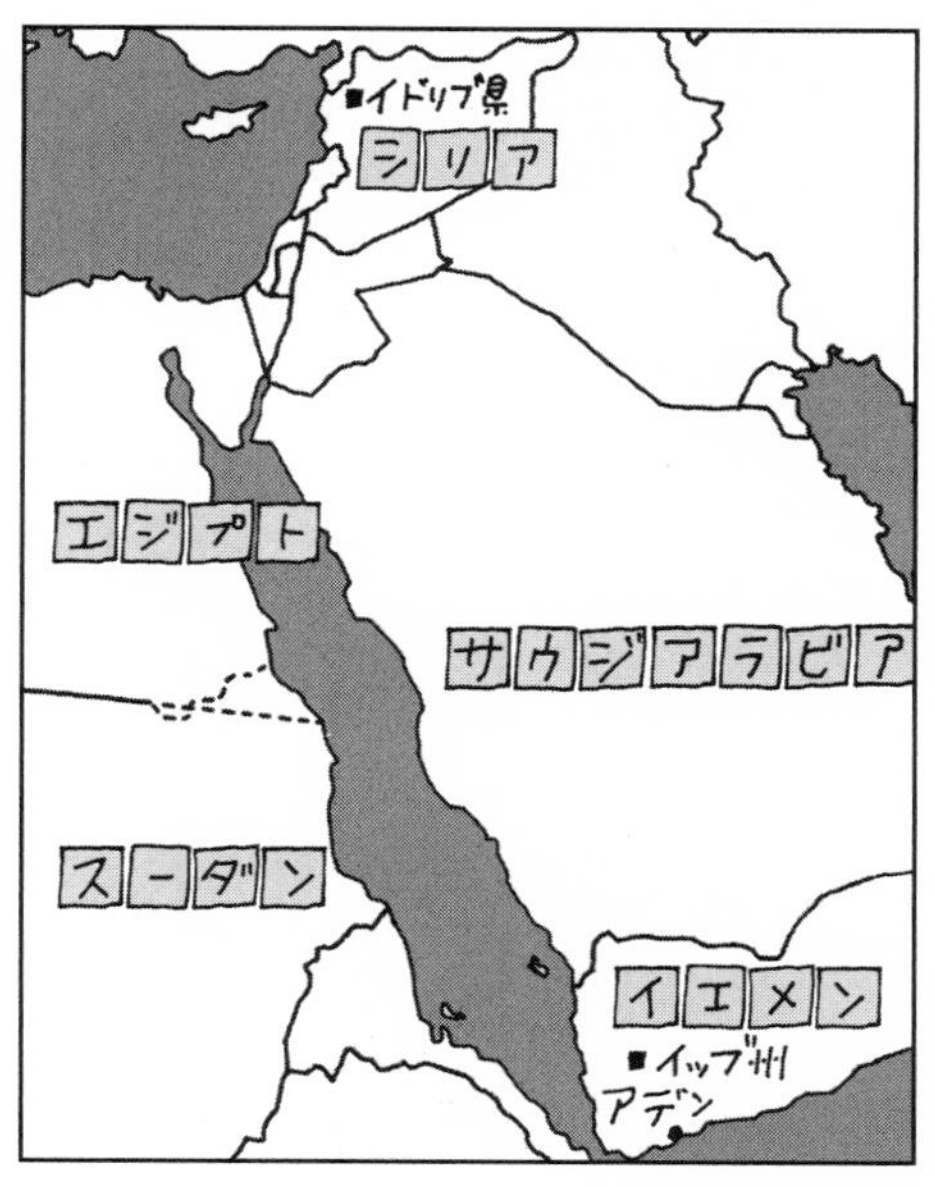

紛争地の病院には老若男女が訪れる。前線で戦闘に巻き込まれた若い男性がいれば、空爆の火の手から逃げきれず、火傷を負う老母もいる。

ＭＳＦは、年齢や人種によって分け隔てをしない。戦争は、人々を等しく傷つける。ただし、その国の将来を思う時、子供たちの被害ほど、痛ましいものはない。

この章では、私が紛争地で出会った子供たちのことを綴る。と言っても、街中で出会ったわけではない。

不幸な出会いかもしれない。多くが、私が働く病院に担ぎ込まれた子供たちや、戦地で触れ合った子供たちである。

彼らのことは、こうした本を書く気持ちも予定もなかった頃から、自分の日記に書きためていた。

誰かに伝えたいと思った。知ってもらいたいと思った。

彼らの中に憎しみの感情を見いだす時、絶望したこともある。

ただ、それでも私にとって子供は未来であり、希望だった。

子供たちは夜遊ぶ

紛争地に住む子供たちが夜遊んでいることなど、考えてもいなかった。昼間は空爆や銃弾が飛んでくるので家の中に閉じこもっているのだ。

2012年7月、イエメン南部のアデンという港湾都市に派遣されていた。MSFでは3回目、初の紛争地での活動だった。

イエメンの内戦についてはすでに述べたが、特にアデンはひどかった。毎日のように砲弾が飛び交い、被害にあった市民をMSFが運営するアデン病院で受け入れていた。

その国内での争いに加え、この年は、イスラム過激派組織「アラビア半島のアルカイダ」が占拠していた山岳地帯に、米軍がテロリスト一掃作戦のためにドローン攻撃を仕掛けていた。アデン病院はその現場から50キロ離れた場所にあった。連日ドローン攻撃の被害を受ける山岳地帯の一般市民を受け入れるようになった。

ある日の夜9時ぐらいの出来事である。子供が集団で運ばれてくるという一報が入った。

電話の一報から20分後、救急室が大騒ぎになった。子供たちが到着したようだ。大勢の大人たちに囲まれて運ばれてきたのは、血を流す5歳から8歳の男の子たちだった。私も救急室に入った。血や細かい破片物だらけで汚れた洋服にハサミを大胆に入れ、全身の状態を把握する。

8人の子供たちの手や足は、ぐしゃりとつぶれていた。

大人たちから話を聞き、ようやく状況が見えてきた。

その日、子供たちは空爆の音も消え銃声も静まった夕刻から遊び始めたのだという。昼間はじっとしていた体を、外で思い切り動かしながら、みんなで走り回っていたのだろう。

彼らは道端に転がっていた、見たこともない面白いものを発見した。

それを蹴ったり突いたりしながら遊んでいた。

ところがそれは、時限爆弾だった。大きな爆音とともに、子供たちの手や足は吹き飛んだ。

後に数人の子供たちから「面白いもの」の大きさや形を聞くことができた。筒状だったので転がすことができ、両端は円錐（えんすい）の形をしていたと、子供たちは手を使って形を表現してくれた。

その頃のアデンはとにかく武器を使った暴力が蔓延し荒れていた。誰が誰を狙ったのかも分からない攻撃が絶えなかった。

昼間は屋内に閉じ込められ、夜になりやっと自由を得て走り回っていた時、見たこともないものが道端に落ちていたら、子供たちの好奇心を刺激するだろう。

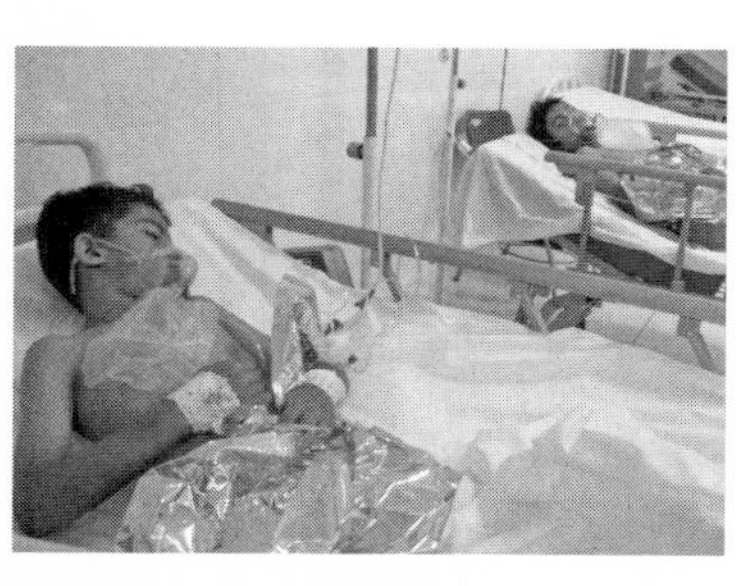

時限爆弾によって足の切断を余儀なくされた子供たち。

その夜、MSFの外科チームは、朝まで8人の子供たちの手足の切断手術を続けた。一人ひとり、切断していく。片足だけの子、両足の子、手と足の子……。

手術が終わった子供を順番にリカバリー室へと運んでいく。

みんなまだ麻酔から覚めずに寝ていた。

彼らは自分の手や足がなくなってしまったことは知らない。このまま起こしたくなかった。

手術室の外では、大勢の家族が泣き叫んでいた。

それから数週間は、足を失った自分の子供の車椅子を押す父親たちの姿を病院中で見ることになった。車椅子は2台しかなかったので、親子の顔触れが毎回入れ替わる。

子供たちは、この世界の未来を背負っていくはずだ。私たちはいずれ彼らに社会を委ねる日がやってくる。そのためには大人がきちんと教育をする必要がある。人間社会の秩序を教えて、育てていかなくてはならないはずだ。

しかし、現実に子供たちが見ているのは、暴力や破壊である。彼らはどんな大人に育つのだろう。戦争は、その国の未来、私たちの未来まで破壊していることに気づかなければいけない。

復讐の連鎖

2012年9月、シリアで内戦が激化し始めた時期である。イドリブ県のシータ病院にいた。10歳の男の子が片足を撃たれ、運ばれてきた。

その頃はアレッポなどから運ばれてくる多くの患者で病院がごった返していた。この少年が運ばれてきた時の記憶も手術をした記憶も抜けてしまっている。

ただし、その子が入院しているベッドの中で放った言葉は、強烈に私の心に刻み込まれた。

その子は口を開けば、「いつ退院できるのか」「早く退院させてくれ」と繰り返していた。

当時の私はアラビア語がよく分からず、通訳を介さないと患者とコミュニケーションをとれなかった。

少年はベッドの縁に座り、真剣な顔つきで、怒りを表すかのように両手を振り回しながら私に訴えている。とにかくこの少年が早く帰りたいのは分かるが、そこにはどんな事情があるというのか。

通訳が私に耳打ちした。

「お父さんを殺したやつを殺しに行くんだって言ってるんだよ」

私は、言葉を失った。

たかだか10歳の少年が、人を殺すと語っている。

戦争は確かに殺し合いだ。一人の人間が「人を殺す」という言葉を放ったとしてもかき消されてしまうほどにこの国では多くの殺し合いが起きているのだろう。

だけど、この子はまだ10歳なのだ。日本で10歳の子供が「人を殺しに行く」と言ったらどうするだろう。とても恐ろしかった。

いくら戦時中だとしても、この少年の言葉は重く、見過ごすべきものではなかった。シリアだけではなく、世界中にこの少年の言葉を聞かせるべきだと思った。

復讐の連鎖はこうして生まれている。

普段、メディアが取りあげないような隠れたところで、毎日、憎しみが芽生えているのだ。

銃声の中の笑い声

シリアから一度の帰国を経て、それから7ヶ月後の2013年7月、再びシータ病院に派遣された。

MSFが政権側に隠れて運営する民家を改造したシータ病院では、物資や薬剤を置くスペースが必要だった。そこで、徒歩数分ほど先に借りた建物を倉庫として使用していた。そこまでの徒歩は、その日のセキュリティの条件によっては許可されていた。

私は、自分が担当する手術室で使用する物品の在庫を確認するために、久しぶりに外に出て倉庫に向かった。

7ヶ月前に活動していた時にはもう少しだけ広い範囲で歩くことができ、スタッフの家での食事に招待されたこともあった。

その頃は割と自由な服装で歩いていたシリアの女性たちも、数々のイスラム過激派グループが国外から入り込んできてからは、肌の露出を厳しく制限され、外を歩く女性は目以外を覆いつくした全身黒ずくめになった。私も外に出る時は同じ恰好をしなくてはならなかった。短期間のうちに、こうも簡単に社会が変わってしまうことを知った。

その倉庫までは路地裏を通る。その路地裏で、小学校高学年くらいの女の子たち3人を見かけた。友人同士だろうか、姉妹だろうか。この近所に住んでいるのだろう。知っているアラビア語で話しかけてみた。私が外国人だからか、それとも私のアラビア語が通じていないのか、3人ははにかんでお互いの顔を見合わせながらもじもじしていた。

その時だ。銃声が聞こえた。連続音だった。

反射的に私は頭を両手で守るように添えて身を伏せた。

私の姿を見た少女3人が、けらけら笑い始めた。

そして、

「お姉さん、大丈夫だよ」

と近づいてきた。

「え？　本当に大丈夫？」

実は私も、この村で戦闘が起きているはずはないと分かっていた。反射的な動きをした次の瞬間には自分でも「これは大丈夫だ」と思っていた。

銃を持つ自由シリア軍の兵士や武装集団が増えたことで、戦闘勝利などを祝うためなど、何かにつけて彼らは銃を放っていた。規則正しい連続した音であれば、それは祝砲で、不規則に続く場合は争いの可能性があると、私も教わっていた。

女の子たちは、それを大人から教えられていたのか、それとも日常と化した銃声が、彼女たちに自然に覚え込ませたのか。

銃声を聞いたら、通常は反射的な防御体勢をとる方が健全だ。いや、そうでなくてはならない。子供が銃声を聞いて平然と笑っている社会になっていたことが悲しかった。

この村にも学校がある。だが、そこもアレッポなどの前線から逃れてきた市民たちの生活の場となっていた。この子たちは学校を失い、昼間はこうして時間を持て余してしまっているのだろう。

子供が教育から切り離され、銃声が当たり前になった社会。戦争しか知らずに育っていく子供たちを、世界は果たしてどれだけの重大問題として認識しているのだろう。

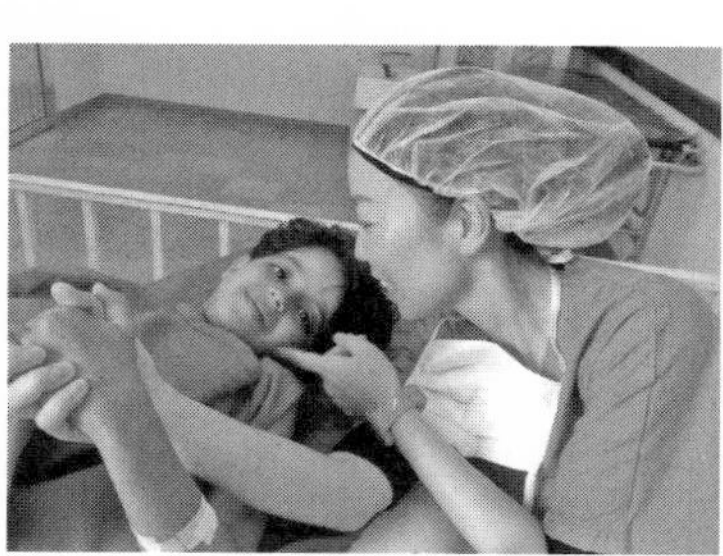

友達と遊んでいる最中に空爆に遭ったという。

同じくシータ病院。

2013年9月頃、運ばれる患者は空爆の負傷者が圧倒的に多くなってきた。シータ病院は来る日も来る日も瀕死の患者を受け入れ、そのたびに緊急の手術を行うため、緊急度の低い患者の手術を後回しにして順番を入れ替えるなど、目が回るほどの忙しさであった。

手術を終えたら、私たちは一段落するが、患者にとっての闘いはそこからである。麻酔から目を覚ました患者の第一の試練は、現実を知らなくてはならないことだった。

目が覚めて、そこで初めて家族全員が亡くなり、自分だけが助かった事実を知った患者もいる。ベッドの上で泣き叫ぶ患者を見るのは心が引き裂かれる。

それが子供であるケースもある。

ある日、推定5〜7歳くらいの女の子が、運ばれてきた集団の中に交ざっていた。どうやらその中には身内がいないようだった。彼女は大腿部と腹部に負傷があり、緊急で手術をした。

彼女が後に自分の名前を名乗れるようになるまではカルテに「不明」としておくしかないが、私たちは仮の名前を付けた。幸い彼女の命をつなぐことができ、手術を終えた時にはホッとした。

だけど、次のことが頭をよぎる。身内の分からない彼女を私たちはどうしたらよいのだろう。両親は同じ空爆で亡くなってしまっているのだろうか。それともどこかで無事でいるのだろうか。

両親はこの子をどこかで捜し回っているだろうか。

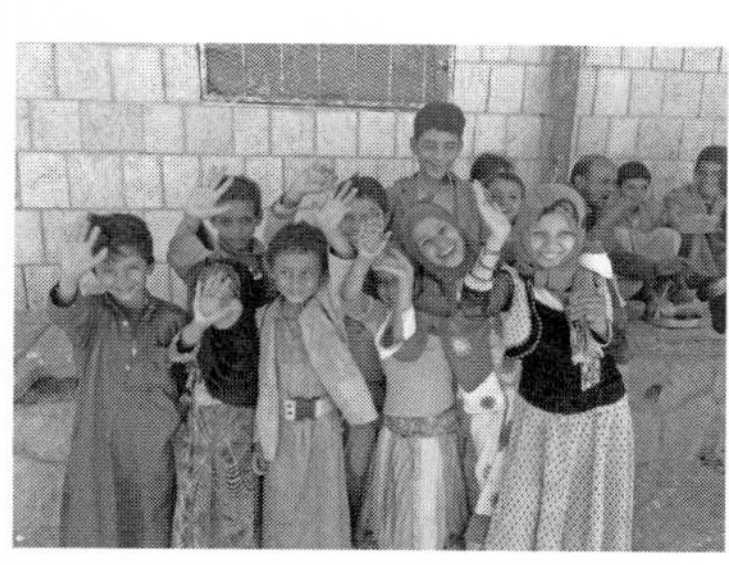

著者に会うため学校を抜け出してきた。

戦場の希望

２０１５年11月、お互いにシスターと呼び合うカナダ人の医師ステファニーが仕切るチームで週に2回、イエメン北部のある村を訪れていた。

私は希望に出会った。

いつものようにハミールというベースの街から2時間のドライブで到着。病院の門から車を入れると、待ってましたとばかりに子供たちが駆け寄ってくる。大人たちも勢揃いして待ち受けていた。こんな山奥での来客など本当に珍しいのだろう。

車のドアを開けると、子供たちに囲まれ身動きが取れない。収拾がつくまでいったん子供たちの相手をしようと、適当な場所に座って子供を引き受けた。

その隙に、ステファニーや他のメンバーたちは病院に入っていく。

ハイハイしかできない赤ちゃんまで、お姉さんやお兄さんの真似をしてこちらに向かってくる。私は日本でもこんなに大勢の子供に囲まれたことがあるだろうか。

「学校抜け出してきちゃった」

7歳くらいの少女二人組が教えてくれた。

「え？　学校があるの？」

「うん、これ見て」

二人がノートを見せてくる。

ここでは学校がまだ機能しているのか。

多くの学校は破壊されたが、建物が残っていればそこは市民の生活の場になっていた。

教師がまだいることにも驚いた。

「お外で勉強するんだよ」

なんと、外で勉強を教えている大人たちがいるのだという。しかも教師ではない大人たちがボランティアで引き受けているということを後から知った。

「学校抜けてきたらダメじゃない。先生たちに怒られるよ」

「先生が今日はいいって言ったの、ＹＵＫＯが来る日だから」

戦時下でも、子供たちの教育を忘れないイエメンの大人たちに感銘を受けた。見えない相手に頭が下がる思いだった。

このように頑張っている大人がいるなんて……私も看護師として医療面でイエメン市民を支えなければならない。

子供たちは私のスマートフォンが大好きで、いつも取り合いの喧嘩になっていた。それまでは黙って見ている大人たちも、その喧嘩が始まると仲裁に入り、私にスマートフォンを返そうとする。

でも私は構わずにみんなに好きな写真を撮らせたり遊ばせたりしていた。

こんなかわいい子供たちにもう二度と戦争の恐怖を与えない。このお願いは誰にすればよいのだろうか。

ここにいる大人たちも同じ思いであるだろう。この村の大人たちは少なくとも子供たちに銃を取らせる選択をさせないと信じたい。

この子たちが、心ある大人たちからしっかりと学び、イエメンの将来を担っていくことを願う。

いつか空爆の下ではなく、平和な空の下で会いたい。

「学校に行かせて」

2016年5月、イエメンのイッブ州。3週間前に銃で撃たれ、タイーズという隣の州から運ばれてきた10歳の男の子がいた。

いくつもある前線の中でもタイーズ州は、アラブ連合軍からの空爆を特に激しく受けていた場所であるが、それとは別に、地上ではフーシ派に抵抗するタイーズ住民中心で構成された反フーシ派の民兵たちがいた。銃を使った争いに一般市民が巻き込まれるケースが多発していた。

この10歳の男の子は腕を撃たれて運ばれてきたのだが出血が多く、手術室に運ばれてきた時には顔色が悪かった。意識も虚ろだった。輸血をしながら手術を開始し、その後も何日かおきに手術室での治療を何度も繰り返した。

しばらくして、その日は嬉しいニュースがあった。その子が今日退院するのだと、わざわざ挨拶に来てくれたのだ。

手術室は、人の出入りを厳しく制限する場所であるが、この少年は手術室のみんなに会いたくて、スタッフに紛れて入り口のところまで入り込んできてしまった。
これがあの時、意識を失いかけて運ばれてきた子か。この日は洋服を着ていたので、別人に見えた。それに入院中にあんなに嬉しそうな笑顔を見せてくれたことはあっただろうか。

本来、この年頃の子は学校教育を受けていなくてはならない。

教育とは数学や国語だけではなく、道徳や社会も含まれる。学校では、一緒に通う仲間たちとの人間関係も学べるだろう。

みんなで一緒に笑い、悩み、苦しみ、助け合いながら感情や思考が育っていき、大人の社会に仲間入りする準備をしていくのだ。今のタイーズではそのような教育システムは機能していないだろう。

でも私たち大人は、子供の教育を何よりも責任を持って考えなくてはいけない。彼が大人になった時、字を読めず書けなかったら、どのように社会に加わり、支えていくというのだ。

この少年にはせめて、自分が怪我をしたことで、戦争は間違っているものだと感じてほしい。戦争は恐怖と痛みと悲しみをともなうだけなのだと気づいてほしい。戦争がない世界が海の向こう側にあることを知ってほしい。

その前に……彼の帰っていくタイーズは、空爆や銃撃戦に終わりが見えない。今は彼が生き延びること、まずそれを願う。

同じくイエメンのイッブ州。時期も同じ頃。

ある子供の怪我の手術が終わった。麻酔状態から回復させるリカバリー室で、この子のお腹がポッコリと膨れているのが気になった。

「便が溜まっているのかもしれない」と、ドクターに報告した。

いったん手術から手の離れた地元イエメン人医師のアリが、この男の子のお腹を触診し、即座に言った。

「これは栄養失調のお腹だよ」

この頃のイエメンでは、国家が、社会が破綻しつつあるといわれるなか、ついに経済も破綻し、国民の大半が飢えと貧困で苦しんでいたのだ。

これでは怪我からの回復も難しくなる。まず栄養失調の改善から考えないといけない。

お腹がポッコリと膨れた栄養失調の子供といえば、アフリカの貧困国を思いがちだが、ここ中東でも深刻な事態が訪れようとしていた。

この子のお腹を見て、栄養失調の可能性を考えなかった自らを恥じた。

少年は麻酔から目を覚ました時に、

「お父さんが死んじゃった」

と泣いた。

隣のベッドにいた男の子も麻酔から目を覚ました。

「学校に行かせて」

と、うわ言で泣いた。戦争で負った傷だけしか治せない私は、そこで無念に駆られる。

食料、水、心理ケア、シェルター、電気、教育。

医療だけでは市民を救えない。かつて入っていたたくさんの援助機関も、セキュリティを優先させて、撤退していった。

子供たちが傷つき、お腹を空かせている。

早く他の援助機関に戻ってきてほしい。

正しいこと

これも同じ頃のイエメン、イッブ州の話。

妊婦が激しい痙攣（けいれん）で運ばれてきた。子癇（しかん）だ。子癇とは、妊娠中および産後に痙攣を起こす疾患である。麻痺や意識障害などの後遺症が残ったり、最悪の場合には死に至る可能性もある、重症の疾患である。

イエメンでは医療システムの崩壊に加え、既存の医療機関へのアクセスが遮断され、検診に通えない妊婦が増えている。検診で早期発見できるはずの異常に、重篤な症状になってから気づき、病院に搬送されるケースも珍しくない。

私たちの病院は外傷を専門にしているため、産婦人科医師も助産師もいない。妊婦の血圧は上が200という数値だ。オーストラリアから来た救急医師のジェシカが痙攣を抑える薬剤と血圧を管理する薬剤を投与する。

ドップラー（胎児の心音計）がなく、成人の心電図モニターを代用して赤ちゃんの心音を確認した。生きている。赤ちゃんの週数は不明だが、お腹の大きさで充分に取り出してもよい時期だと判断し、外科医が帝王切開を決断したため、手術室に運んだ。帝王切開を開始すると、執刀から赤ちゃんが出てくるまでの時間は5～10分と早い。私が赤ちゃんを受け取った。

呼吸をしてくれない。

体重は2キロあるかないかというところか。でもこれだけあれば充分だ。

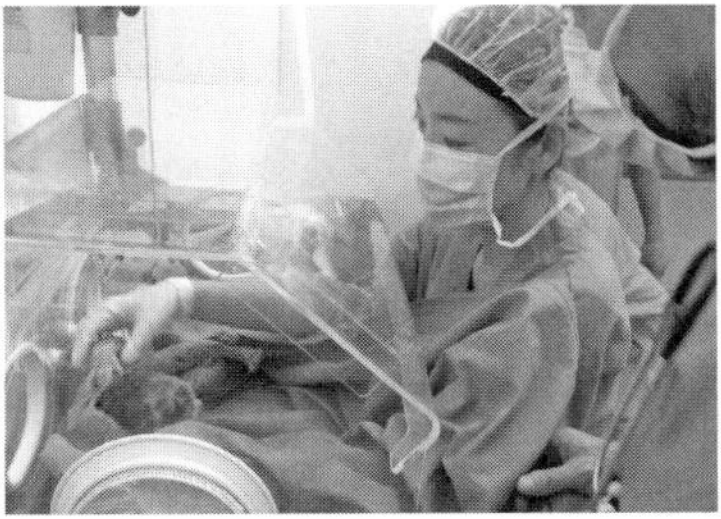

麻酔科医のオリビエは、母親の血圧や痙攣のコントロールに奮闘している。

外科医のカルロスは胎盤を取り出し、これから時間をかけてお腹を閉じていかなくてはならない。私は祈ることしかできなかった。

「お願い泣いて！」

5分、10分、15分、20分。赤ちゃんが泣かない。

「泣いて！」

焦る。私の心臓が止まりそうだ。赤ちゃんの口にシリコン製の丸いマスクを当て、接続された蘇生（そせい）バッグを使って手動で赤ちゃんの肺に空気を送り続ける。

なかなか産声をあげず、医療スタッフを慌てさせた。

通常日本では健常な赤ちゃんでも、二人の看護師がコンビを組むか、または新生児専門の医師と一緒に生後の処置を行う。

オリビエは手があくだろうか。ヘルプを求めた。

待てよ、と頭をよぎった……。

（私は今、正しいことをしているのだろうか）

新生児専門の医師もいないし新生児専門の設備もないなか、この子の蘇生が一時的に成功したところで、一体、誰が治療を続けるのだ。それに、空爆のやまないイエメンは貧困と疫病が蔓延している。健全に育っていけるとでもいうのか。

（何言ってるの！　正しいに決まってるでしょ！　イエメンの未来を支える大事な命でしょ！）

蘇生をしながら私はこんなことをグルグル考えていた。

赤ちゃんは弱々しく泣いた。だけどその後も何時間も弱い呼吸が続き、一時も目を離せなくなった。この赤ちゃんを誰が診るかという想定内の問題に直面した。とりあえずは手術室で、私が赤ちゃんの酸素や点滴の管理をすることになったが、赤ちゃんの呼吸がいつ止まるかもしれないと思うと、恐ろしく緊張した。

実は、タイーズには母子支援を専門に行っているＭＳＦの別チームがあった。ただし、この赤ちゃんをその場所まで搬送するには、あまりにも道中が危険だった。それに、先方も受け入れに難色を示していたようだ。産婦人科医師と助産師はいても、結局、新生児専門の医師が不在だったからだ。

それでも私たちにしてみれば、どうにか搬送して向こうで受け入れてもらわないと人手が足りなかった。チームリーダー同士の交渉、またセキュリティ管理や搬送を手配するロジスティシャンの尽力によって、搬送にGOサインがでた。

夜が明けてから、赤ちゃんはタイーズに搬送されていった。母親と離れ離れになるのは辛いだろうが、これしか方法はなかった。

赤ちゃんの呼吸管理をするイエメン人の看護師を一人つけ、親戚だという若い女性が救急車に乗っていった。

あの赤ちゃんはその後どうしただろうか。

無事に生きていれば2歳の誕生日を迎える頃だ。

イエメンの戦争の中で何を見て、どんなことを学び育っていくのだろうか。

それから2日後。

病院の裏庭で塗り絵をやっている仲良し二人組を発見した。塗り絵はフランス人の麻酔科医師、オリビエからのプレゼントだった。

私は車椅子に乗った二人の少年と、どちらかの兄だと思われる付き添いの20歳前後の青年を後ろからしばらく眺めていた。隣同士に住むこの二人は空爆を受けた時も一緒に遊んでいたという。

(お父さんは同じ日に死んじゃったね……)

(家、なくなっちゃったね……)

(手術痛かったよね……)

私は、声に出さずに語りかけた。一人の男の子は、足を切断しただけでなく、下顎を負傷し、口で食事をとることがまだ困難だった。

人間の欲をまとう、たった一発の爆弾がニュースにもならない場所で悲しみを蔓延させている。

この空爆をやめてほしい。

武器の生産をやめてほしい。

誰に言えば伝わる?

どこに発信すれば届く?

何回言えばよいのだ?

文庫版新章
アフガニスタンに生きる

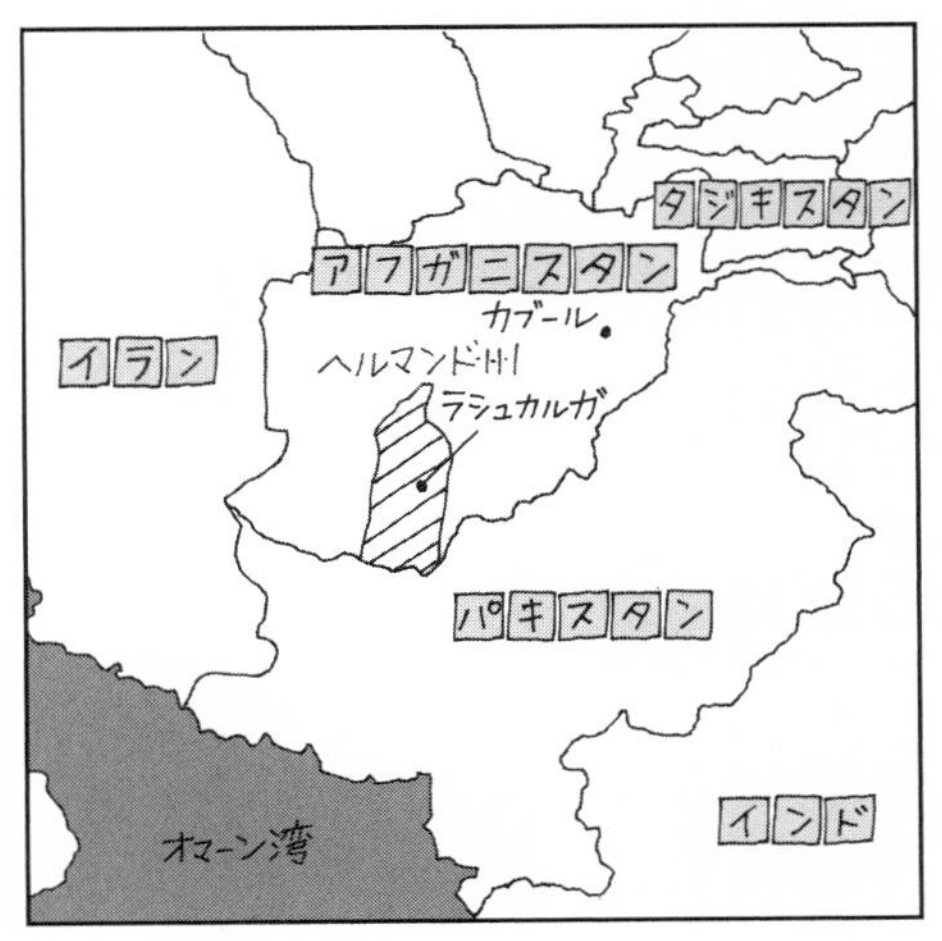

現場を卒業したはずが

私の目の前にタリバンがいる。正装し整った身なりをした男性は、私のパスポートを手にしながら入国目的などをゆっくりと質問してくる。数分のやり取りの末、丁寧に戻されたパスポートの中で、20年もの間封じ込められていた「アフガニスタン・イスラム首長国」という国名が堂々とその存在を主張していた。タリバンがアフガニスタンの実権を掌握したことを実感する。２０２１年8月26日、アフガニスタンのカンダハル国際空港に私はいた。

アメリカ同時多発テロ事件から20年、アフガニスタンに駐留していた米軍が撤退した。前後してイスラム主義勢力タリバンがほぼ全土を掌握する。米軍の庇護下にあったアフガニスタン政府が事実上崩壊し、治安が急激に悪化するなか、首都にあるカブール空港は大混乱に陥っていた。国際機関、NGO職員、一般市民など、国外退避を求める多くの人々が殺到した。

8月に入ったばかりのある日、「アフガニスタン派遣」の要請が入った。世間では、アフガニスタンの政治的な大混乱が騒がれており、私自身も一視聴者としてニュースに接していた。

２０１８年に現場を離れて3年、この間は採用担当として日本の事務局で働いてきた。決して現場を去ろうと決めたわけではない。しかし人道支援にはもっと広い、そして俯瞰した視野が必要なのではという思いを次第に抱くようになった。私がこれまで積み上げてきた現場の経験を発信しながら、人道危機の現場で働く人材を増やすことに軸足を移した。現場だけが人道支援ではない。採用という仕事は、自分の経験をフルに生かすことができ、そこからはもっと多様な人材に使命を託せる。私は収まるべきところに収まったという気がしていた。

紛争地での活動経験が豊富な人材を緊急招集しているのは知っていたが、まさか事務局職員になっていた私に声がかかるとは思わなかった。他に行けるスタッフはいないのか。

「え、私？」と思わず聞き返した。

この3年間、毎日のように美味しいものを食べ、買い物を、飲み会を、そして映画に舞台、コンサートを楽しんでいた。この華やかな生活は手放したくなかった。

同時に、安全な生活に3年間浸ってしまった私が、紛争地に戻れるのだろうかという不安も襲ってきた。そのほか、家族への報告、万が一のための身の回りの整理など、以前は平気で行っていたことの全てが億劫で憂鬱だった。

断ろう、行きたくない。そう、私はもう現場は卒業したのだ。新しい人材を発掘していることを言い訳に、現地での活動はすっかり他人事になっていた。ただ、断るためのうまい言い訳が見つからず、私は最終的にこの派遣を受け入れたのだった。

カブール空港での到着ビザ取得のための書類の準備が済み、航空券を渡された。だが日に日に変わりゆく情勢の中で、カブール空港に向かう全ての国際商用便が危険回避のためにフライトを停止してしまった。そこで、急遽変更された行き先はアフガニスタンの隣国、タジキスタンだった。

ここで世界中から招集された7名のスタッフたちと対面した。カブール空港からの入国が閉ざされてしまった私たちは、このタジキスタンの首都、ドゥシャンベ国際空港からMSFのチャーター便に乗り、カンダハル空港から入国するという計画を聞かされていた。

最終目的地は、アフガニスタン南部にあるヘルマンド州のラシュカルガという場所で、そこにMSFが10年来活動している病院がある。ここは約130万人を対象とする地域の基幹病院で、300床を備え800人の現地採用スタッフを抱えている。救急、外科、産科、新生児科、小児科、栄養治療センター、ICUなどがあり、とくに小児科、産科は地域医療の基幹をなしていた。入国目的は、現在そこで活動している6名の海外派遣スタッフを帰国させ、活動をそのまま引き継ぐことにあった。

米軍の撤退は、政府軍と、反政府勢力であるタリバンの戦いを各地で引き起こし、その戦火はラシュカルガにも飛び火していた。その戦闘に巻き込まれた6名はそれでも病院の地下室で寝泊まりしながら病院での医療活動を継続させていたという。

MSFのチャーター機は無事にカンダハル空港に到着した。タリバンから入国許可をもらった私たちは、その後、再び同じチャーター機に乗り込み、最終目的地のラシュカルガへと飛び立った。この混乱した時期にアフガニスタンに入るチャーター機を確保できた背景には、保険会社、パイロット、空港職員、タリバンとの対話に尽力したスタッフなど、表には見えない実に多くの人々の尽力があったことだろう。

途切れることのない山脈を上空から45分ほど眺めたのち、集落がポツポツと現れ始めた。そして民家や公共の施設と思われる建物が増えてきたと同時に、私たちを乗せたチャーター便がラシュカルガ空港に着陸した。全身に響く振動が、かつて現場を飛び回っていた頃の感覚を呼び起こした。

とても小さな、そして活気に欠けたラシュカルガ空港では、数人のアフガニスタン人スタッフたちが2台のランドクルーザーで出迎えてくれた。カブール空港で爆破テロのニュースが世界中に流れている日だった。

車に誘導されながら、いよいよ気を引き締めた。これからいったい、何を目撃するのか。この時のために、出発前から何度も打ち合わせを重ねてきた。その中では色々な事態の想定が挙げられ、最終的には「どんな状況であっても、判断と対応はその時々で臨機応変に行う」という共通認識をみなで持ち合わせた。しかし、病院までの道中で車内から目の当たりにしたものは、想像とかけ離れていた。

それはいたって平穏な市民の日常だった。顔をあらわにした女性が子供を連れて歩いている。川で涼を楽しむ多くの若者たちがいる。中には川べりで車を洗っている人々の姿もあった。

これが、あのアフガニスタン？

私が日本で見ていたニュースには、タリバンの復権によってこの世の終わりがやってきたかのような光景が映し出されていた。そのニュースを見ている家族に、今回の出発の件をどう切り出そうかと悩んでしまった。それは、別の国から来ていた他のスタッフたちも同じだっただろう。

呆気に取られている私たちを乗せた車がマーケットに差し掛かった。そこは食料品や日用品を揃えたワゴンに群がる人々で賑わっていた。「テロ」「爆破」「恐慌政治」「締め付け」からはほど遠い光景だった。ただ、この時の私たちには、市民らに忍び寄っている本当の恐ろしい現実はまだ見えていなかった。

棚の扉を開けて逃げた

空港から30分ほどで到着した病院では、それぞれの病棟で現地スタッフが患者たちに向き合い、通常の医療が行われていた。つい最近まで行われていたという戦闘の影は微塵も見えなかった。

しかし、地理上の要衝にあったこの病院一帯は、戦場になっていたという。誤爆もあったようだ。道路側に面した一部の建物が破損していた。地下室も見た。前任の海外派遣スタッフチームは、こんなところで何週間も寝泊まりしながら、住人たちに医療を提供していたのだろう。

もし今でも戦闘が続いていたら私もここで過ごしていたことになる。それは今回の派遣の要請を受け入れた時から覚悟の上だったが、出発の準備をしている間に、政府軍の敗退という形で戦闘が終結した。戦闘激化中に医療をつないでいた6人の海外派遣スタッフは、ラシュカルガの空港で私たちが乗ってきたチャーター便に乗り、私たちと入れ替えに無事に帰国の途に就いていた。

翌日、改めて病院に出勤し、手術室に向かった。ここが私の仕事場だ。手術室看護師、麻酔科看護師、滅菌室のスタッフ、清掃担当のスタッフを合わせ、総勢50名ほどの現地スタッフチームの統括を務めることになった。手術室はさらに、外科医、整形外科医、産婦人科のそれぞれのチームが出入りするため、多くのスタッフが常に行き交っていた。

「ニュース見てたよね？　こんな時によく来てくれたね！」

私が姿を現すなり、待ってましたとばかりに、たくさんの人懐こい笑顔に囲まれた。みな身を乗り出しながら知っている日本人の名前やアニメを、我さきにと口にしてくる。笑い声に包まれながら大歓迎を受け、3年ぶりに現場に立つ興奮が蘇ってきた。

手術室を含め、病院全体がとても忙しかった。戦闘が終了し、今まで通院ができていなかった患者さんが戻ってきたからだ。しかし、戦闘直後とは感じられないのはなぜだろう。首をかしげながら過ごす日々の中で確信していったことは、スタッフの全員が、今まで通りの勤務を続け、患者に真剣に向き合っているからにほかならなかった。

私に与えられた最初の仕事は、戦闘が激しかった8月1～15日の出勤表を、一人ひとり正しく記入することだった。戦闘激化のさなか、何人のスタッフが家に帰れず、または帰らない選択をし、連日の負傷者の対応に当たっていたのか。そこから調べていく。実は、先日帰国した6名の海外派遣スタッフだけではなく、手術室の現地スタッフたちの多くも、地下室で寝泊まりしながら負傷者の対応をしていたという。

二つの手術部屋を抱えるこの手術室での私の仕事は、医療の実務よりもこのような事務的作業が多かった。手術室にあるデスクに張り付き、PCとにらめっこしながら人事部から送られてきた特別超過手当の計算表と格闘していると、何人かのスタッフたちが私の背後に集まってきた。そして私が入力しているPCの画面を指しながら、

「俺もずっと病院にいたんだよ。ちゃんと記録してね」

「私は申しわけないけど病院には来られなくて、少し離れた旦那の親戚の家に避難してたの」

などと口々に伝えてくる。会話を重ねるなか、それぞれの家が今回の戦闘によって何らかのダメージを受けていたことを知った。戦闘員に荒らされた家、空爆の衝撃で壁や窓ガラスが破壊されてしまった家が多かったようだ。

3世帯家族の全員で避難をしたという麻酔看護師の一人のザカリアは、自分以外の全員を別の安全なエリアに滞在させ、彼自身は病院の地下室に寝泊まりをしながら手術室の活動を継続していたとのことだった。そして得意そうにこんな話を聞かせてくれた。家を空ける際、彼の母がすべての棚に鍵をかけようとしたが、彼はそれを止め、逆に棚の扉を開けっ放しにした。戦闘員たちが住民の家であらゆるものを強奪するのは簡単に想像ができたため、棚などの家具を乱暴に破壊しながら物を強奪されていくよりは、せめて破壊だけは免れるような策として考えたようだ。

事実、彼の家は、門の鍵が壊され侵入の跡はあったものの、家の中はそこまで酷く荒らされなかったとのことだった。人差し指でこめかみをトントンと叩きながら「俺は頭がいいんだよ」と笑顔で話していた。

現地入りして5日が経った8月31日には、米軍が最後の兵士を連れて完全撤退し、タリバンがカブール空港を占拠したというニュースが入ってきた。この国はいったいどうなっていくのだろうか。現地スタッフたちは、何事もなかったように通常出勤をしており、その中には女性スタッフも大勢いた。

増えていく患者、職を失う医師

忙しい日々は続いていたが、日に日に、それが尋常なレベルではなくなってきた。ひとつには戦闘が終結し、今まで通うことができなかった患者さんの病院へのアクセスが可能となったことにある。しかしそれだけで説明がつくようなレベルを超えていた。救急室には24時間で800人の患者が殺到し、特に小児科病棟ではひとつのベッドに複数人を収容しても追いつかなくなってきた。

その原因は、今まで通常運営されていた国内2000あまりの公立病院や診療所が閉鎖に追い込まれる、または機能不全に陥ってしまったからだという。

なぜ急にそんなことが起きてしまったのか。今回タリバンが復権したことにより、その制裁として米国、世界銀行、欧州連合（EU）などの主要支援国が、アフガニスタンへの援助を停止してしまったからである。そのなかには医療費に充てられた数億ドルの援助も含まれていた。それを頼りに運営していた医療機関が一気にダメージを受けた。

当然ながら、多くの市民が医療とのつながりを絶たれてしまった。疾病を抱える患者さんたちは医療を求め、MSFに駆け込んできた。私たちは活動資金を独自に持っているため、それまでと変わらぬ運営を続けることができていた。

患者に続き、雇用を求める人々も病院に殺到してきた。別病院の医療スタッフたちが一気に職を失っていた。

公立学校も機能不全に陥っていた。開発援助資金を失って運営が立ち行かなくなり、教師たちも生徒たちも行き場がなくなっているとのことだった。

この時のアフガニスタンに起きていた人道危機は、報道されているようなタリバンの恐慌政治とは別次元のものだった。タリバンを締め付けている世界の動きが、実は真っ先に市民を苦しめていたのだ。

こんな状況に陥りながらも、この病院に勤務するすべての現地スタッフの変わらぬ働きぶりには連日感銘を受けていた。与えられた仕事への責任感が強く、目の前の状況に冷静に対応しながら、皆が自立して働いていていた。

20年前の記憶

ある日、手術室の様子を覗きに行くと、手術室看護師のサリームが流していたスマートフォンの音色が美しく、私が「いい曲だね」と褒めた。すると、「もうこの国から音楽がなくなるかもしれないね」と返ってきた。「本当にそうなるの？」と聞くと、「結婚式などではタリバンに届け出て許可を取れば大丈夫だろう」だとか、「イヤホンで聴けば問題ないだろう」といった声が周囲で飛び交ったが、それが真実なのか噂なのかも当のスタッフたちも分からないようだった。

40歳を越そうかというサリームは、20年前のタリバン政権時代を知っていた。「俺が大学生の時だったよ、クラスは分けられてはいたけど、女子生徒も普通にいたんだよ」と言っていた。事実、彼と同じ年代の女性医師も看護師も珍しくはない。当時から女性も教育を受けられていたのだとしたら、報道で得る情報と事実の間にはどの程度の乖離があるのだろう。

サリームはこうも言った。

「俺にも娘が2人いるんだけど、いま報道で騒がれているように、これからもし本当に女性の教育も社会進出も禁止されてしまうのだとしたら困ってしまうよね」

このことに関しても、どのような未来が待ち受けているかは不透明なようだった。

タリバンの復権で女性が就労禁止になってしまうのではないか、というのは早くから報道されていたが、この病院には数百人規模で女性スタッフが働いていた。MSFはタリバンとも長年の交渉の実績があり、今回の騒動でも「今までどおりの活動を継続する」という合意が取れていた。そのため、特に産婦人科病棟や、小児科病棟で働く女性スタッフたちは通常通りの出勤をしてきていたし、手術室にも5名ほどの女性スタッフがいた。

このころ、病院の外では物価の上昇が著しくなっていた。ただでさえこの街の銀行は戦闘で破壊され現金の流れが滞り、食料を買うのも大変になっていたようだ。新生児、小児の栄養失調の子供たちの受け入れも増大していった。

手術室で明るくふるまう男性スタッフたちとは違い、女性スタッフたちは時折、不安をのぞかせることがあった。その日は産科病棟のスタッフたちに誘われ、彼女たちの休憩室を訪れていた。床の上に数人で円になり、出されたお茶を囲む。突如変わってしまった政権に対し、自分たちの目の前の暮らしと照らし合わせながら、彼女たちは吐露する。

「パンの値段が昨日と今日で変わっている。もうすでに元の3倍。明日はどうなってしまうのか」

「旦那の会社が倒産しないよう、それだけを祈っている」

「どんな社会になろうとも子供たちだけが希望だ。しっかりした教育と職を身につけさせなくてはいけない」

「公立の学校がダメなら子供は私立に入れるしかない。頑張ってお金を貯めなくてはいけない」

不安を抱えながらも、母として、妻として、家族を守りたいと思う彼女たちの毅然たる意志が休憩室の中に満ち溢れていた。この産科病棟は月平均60のお産を抱える。休憩室の壁の向こう側から、今日このアフガニスタンの地が授かった新しい命の声が聞こえていた。

タリバンとケーキ

手術室はいつも忙しかった。二つの日勤チームと、一つの夜勤チームで回る手術室は、24時間、手術が途切れることがほぼなかった。

たくさんのスタッフが連日私に話を聞かせてくれた。海外から来た私だから口にしやすい側面もあったように思う。

手術室看護師として働くサイードは、実は医師の資格を持っていた。医師の採用枠がなかなか空かず、彼のような医師が看護師として働くケースは珍しくないようだった。サイードは外科専門医の免許取得を希望し、奨学金制度を利用してインドで医療を学べることになっていた。だが、このタイミングでは国外に出るのが難しくなってしまった、と残念そうに話す。

彼は、仕事場に来ると同僚と会うことができる、ここには笑いに来ているのだ、と話してくれた。

男の子が3人いる彼は、1人くらいは女の子が欲しかったと教えてくれた。彼の父も孫娘を楽しみにしていたそうだ。ただ今は、子供はこのまま3人でいい、小さな家族の方が一緒になって行動しやすい、と苦笑いした。本当はもっと子供が欲しいのだ、というふうにも聞こえた。

医師のイマールが、週末の出来事を話してくれた。彼は穏やかな笑顔を絶やさない、とても優しい性格で、看護師の皆から慕われていた。彼の子供の誕生日があり、ケーキを買いに出かけたときのことだそうだ。購入後、ケーキを手に持って車に戻ると、ふらっとやってきたタリバンに話しかけられ、世間話になったという。そして彼が手に持つケーキを見ながら「それは何?」と聞かれた。子供の誕生日を祝うと伝えてもきっと通じないだろうと思い、「これは甘くて美味しい食べ物なんだよ、子供と一緒に食べるんだ」と説明したそうだ。

その時、そのタリバンが、ケーキに飾られた花の形の生クリームに触ろうとした。その指は生クリームに突っ込む形になってしまったという。ケーキを見たことがなかった彼は、花が本物だと思い何気なく触ろうとしただけだったようだ。イマールは、

「これはクリームというもので形を作っていて、食べられるんだよ」と優しく教えてあげたとのことだった。タリバンは、都会生活を知らないだけで、普通の会話ができる素朴な普通の人たちなんだよ、とイマールはいう。

プレゼント

麻酔看護師のゼインとオマールが仲良く出勤してきた。ゼインはモンゴル系民族のハザラ人で顔立ちが日本人の私と似ていることから、私たちは「姉弟」と呼ばれ、それを言われるたびに私たちは顔を見合わせて笑った。

この病院で出会い、意気投合したという、ゼインとオマールは、なるべく一緒の勤務を申し出るが、毎回その通りにはならない。今日はたまたま一緒になり嬉しそうだった。

お昼を終えた14時頃、午前中の患者がはけたリカバリー室で今日の手術記録を確認するために座って作業をしていたら、二人がなにやらひそひそと話している。目が合うと二人が近づいてきた。

「YUKO、このアフガニスタンで何か欲しいものある？　靴とか、スカーフとか」

とっさに、私の正直な気持ちが口をついてしまった。「スカーフが欲しい」

せっかく来たからマーケットなどで買い物をしたいが、私たち外国人スタッフは外出規制がある。とりわけ、アフガニスタンのスカーフには興味があった。

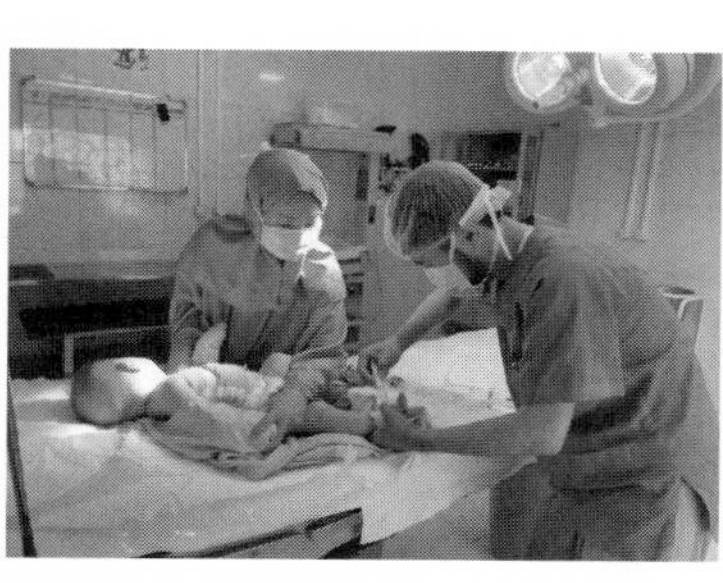

オペ室にてゼインと。

しまった……とすぐに後悔した。この二人は本当に買ってくるだろう。そしてお金はきっと受け取らない。

「代金は払うからね」とは言ったが、当然のごとく「いらない、これは僕たちからのギフトだから」と。

そして「何色がいい？」と聞かれたので「二人にお任せする」と答えた。到着から4週間が経ち、私の帰国日がすでに迫っていた。本職の兼ね合いがあり、今回は6週間という短い期間でしか滞在ができなかった。

このころから私の心はどんどん重くなっていった。

「仲良くなってはいけない」

「楽しい思い出を作ってはいけない」

私は決して友達作りに来たわけではない。思い出作りに来たわけでもない。人道危機の現場に、現地スタッフとともに「医療を届ける」ために活動している。ただ、お互いを知れば知るほど、一緒に話せば話すほど、共に笑えば笑うほど、さよならが辛くなってしまう。

最終日がやってきた。その日、出勤ではなかったスタッフたちもわざわざ手術室に顔を見せてくれた。「双子ちゃんの妊婦なの」と言いながら大きなお腹を撫でまわし、いつも笑わせてくれていた男性看護師のミアや、「俺もYUKOと一緒に日本に行くよ」と常に言っていたラハマン、ボディビルディングが趣味のモハマド、その日は病棟が担当の外科医のジーアもわざわざ顔を出してくれた。

「また来る？」

「ほんとに来る？」

「いつ？　絶対に？」

皆に囲まれながら笑みを浮かべていたが、内心、この辛い時が早く過ぎてほしいと願った。

ゼインとオマールからこの日に渡されたスカーフは、とてもきれいな水色とピンクが混ざったものだった。ゼインの妹に、私の特徴を伝えて選んでもらったらしい。しかも妹はまだ10歳だという。この国でも、女性へのプレゼント選びは、男性は苦手なのかもしれない。

手術室を去り、病院内のオフィスに向かった。その隣の駐車場に私を空港に送るための車が手配されていた。出発まで少し時間があったので、オフィス勤務のスタッフたちにも挨拶をする。仲良し3人組の人事チームは、私が滞在の間に「おはよう」「ありがとう」「じゃあね」「また明日」という日本語をマスターした。この時も3人でやってきて「また明日！」と元気に言ってきた。彼らは、私が明日はここにはいないことを充分に知っていながら、いつもと同じ言葉と大きな笑顔を向けてくれる。私は「じゃあね、ありがとう！」と返すので精一杯だった。

この日は、いつもはぎゅうぎゅうのランドクルーザーを私が独占し、6週間前に辿った道を引き返していった。太陽の高さが変わり、川で水浴びをする人々はもういなかった。

帰国後の記者会見

帰国後の10月21日、日本記者クラブでの記者会見が待っていた。法人、フリー含め100あまりの記者が集まる大規模なもので、私が何を見てきたのかと皆待ち構えていた。

MSFは戦闘の間も撤退することなく医療活動を継続してきたこと、そしてこれからもその活動を継続していくことを伝え、アフガニスタン5州での16のプロジェクトの活動の状況を州ごとに報告した。

この時、世界はコロナ禍の最中にあった。当然MSFではその対応のためにプロジェクトを柔軟にアレンジしてきた。しかしアフガニスタンではコロナよりも深刻な「暮らしの脅威」が、アフガニスタンの人々の生活に存在していたことをまずは伝えた。

そして戦闘の巻き添えで負傷した患者さんの対応や、継続治療が欠かせない患者さんには戦線を超えた通院をしなくても済むように多めの処方をしながら対応していたこと、さらには生活の困窮が引き起こした乳幼児の栄養失調の増大が深刻であることなどを報告していく。

　また、世界の開発資金援助の停止から医療崩壊が起きている、これは新たな人道危機であると証言した。それはMSFのような人道援助団体などの非政府組織だけで穴埋めできることではない。よって国際社会の支援が必要であると訴えた。

　会見中にも多くの質問を受け、またその後もいくつかの個別取材にも応じた。現地に入った私だからこそ伝えられることをとにかく話したつもりだ。テレビ、新聞、ラジオを通じて私の訴えは拡散されていった。

　ただひとつだけ、どうしてもうまく伝えられなかったことがあった。それは、その地に生まれ、その地で暮らす人々の思いだ。明るい人も多かったし、冷静な人も同じように多かった。もちろん不安を口にしている人もいた。突然の政権交代でまだまだ何も考えられていない人もいた。ただ、世間が思っているほどに、人々が感情に混乱をきたしているようにはどうしても見えなかった。

　淡々としている。この言葉が合っていたようにも思う。そもそも市民の本音など、たったの6週間ではそのすべてが分かるはずもなかった。

そして日常が始まる

帰国し、記者会見も終え、私の中の「日常」が戻った。私の体験や記憶が徐々に整理されていく。この日は、都内のレストランで知人が私のためにディナーをもてなしてくれていた。夜景にグラスワインに数々の料理。フォークとナイフを動かしながら、目の前のディッシュのその向こう側で、私はアフガニスタンでの出来事に思いを巡らせていた。

それは2021年9月4日、当時の日本の首相の辞任が発表された翌日のことだ。

「なんで辞めちゃうの？」

「日本は大丈夫なの？」

出勤するなりスタッフに囲まれ、当の私が気に留めていなかったことを矢継早に聞かれ、戸惑った。皆CNNなどの国際ニュースをキャッチしていた。もちろん首相の辞任は私もネットニュースで知っていたが、それ以上のことを知ろうという意欲に乏しかった。

首相交代によって、私たち日本国民の生活が大きく変わることはない。それはつまり、日本の政治は安定しているという前提が根底にあるのだ。

さらに、ある看護師が吐露した言葉が思い出される。

「世界中がタリバンの復権で騒いでいるが、では前の政権はいったい良かったとでもいうのか。常に汚職や腐敗まみれで、今回も一瞬にして崩れ去ってしまったではないか」

アフガニスタンで生きる彼らが抱える社会や政治に対する不安は、今回の騒動に始まったことではなかった。私たちには到底計り知れないたくさんの思いを抱えていただろう。それでも「明るかった」「淡々としていた」のは、不確実な社会の中で日々を生き抜く人々の姿勢だったのかもしれない。

単行本版あとがき

2017年11月3日、成田空港を出発した。

イラクのモスルとシリアのラッカの二つの重要拠点が奪還され、ISは方々に散り始めた。残党の一派は、シリア東部のデリゾールと呼ばれるイラクとの国境に近い一帯に逃れた。

ロシア軍、シリア軍、米軍、シリア民主軍……残党狩りをする各部隊に抵抗するIS。ここでも血を流すのは戦争に加担していない一般市民だ。私はそのデリゾール市民の被害対応のために再びシリアに向かうことになった。

2010年にMSFに参加して以来、16回目の出発となり、シリア派遣は4回目だった。シリア国内に辿り着くまでの経路はますます複雑になった。第三国で、ある人物と待ち合わせをしていたが現れない。通常は日本を出発してから活動先の入国までの移動は一人で行う。

今回は新ルートを使うため、本部から人を送り私と一緒に移動させる試みだった。

その人物とは顔写真を事前に交換し合っていたが、その人を見つけられないまま、私はとりあえず先に進むしかないと、手配されていた国内線に乗った。到着した場所に彼はいた。別の国内線で飛んでいたらしい。

これから先の行動について、彼から説明を受けた。その中で、過去にシリア入りをした形跡をすべて消去するように指導され、パソコンとスマートフォンに入っていたラッカで仲間たちと撮った写真やメールを泣く泣く消去した。フェイスブックは今までの全投稿を非表示に切り替えた。ここ何年も続けている出発前の慣習だ。万が一私の身に何かあった時、SNSでの内容が世間で一人歩きしてしまうのを防ぐためだった。

イエメン、イラク、シリアと2017年だけですでに3度、紛争地に入っていた。今年はもうこのまま日本で過ごそうと思っていたが、その通りにはならなかった。

10月中旬、タイの離島で休暇を取っている時にそのメールが入った。麻酔科医のシモンに何度も支えられながらラッカの活動を終えて帰国したのが2週間前だ。

タイ旅行は友人が計画してくれた。減ってしまった体重を取り戻そうと、大好きなタイ料理を思う存分食べながら心身を休める目的で来ていた。海で泳ぎ、マッサージを受け、その時は椰子(やし)の木に囲まれた海沿いのレストランで、パイナップルジュースを飲んでいた。

再びのシリア派遣依頼のメールだった。

さんさんと降り注ぐ太陽のもと、「シリア」という文字が異空間のものとして私のスマートフォンのメール画面に現れ、私には関係のないもののように感じた。何の感情も生まれず、画面を閉じてしまった。友人はそんな私を笑いながら黙って見ていた。

その夜、夕陽が見える絶景スポットで、海老(えび)と蟹(かに)の料理を存分に楽しんだ。タイは本当にご飯が美味しい。ホテルに戻り、シャワーを浴びてベランダに出た。熱帯の風と波の音を感じながら、海に浮かぶ平和な月を見上げた。シリア人の看護師たちを思い出していた。彼らはまだ頑張っているだろう。ラッカが陥落しても、市民の悲劇は終わるはずはないのだ。

戦争って何だろう……。

「行くって決めた?」

今日海で撮った写真の編集をしている友人が背中越しに言った。

タイから帰国した2日後の10月27日。

埼玉の実家に家族全員が集まった。父親の古希のお祝いだ。父と母、弟とその家族。お寿司を私が手配し、弟と、彼の娘二人がケーキを買ってきた。母とお嫁さんは手作り料理をテーブルに並べた。タイ料理も充分に楽しんだが、家族で集まってご飯を食べるのは本当に楽しく幸せを感じる。交わす話題が尽きないなか、父親へのプレゼントの贈呈で盛り上がり、お茶タイムに入った。言うなら今だ。

「来週からまたシリアに行ってくる」

笑い声が消え、湯飲み茶わんを持つみんなの手が止まった。視線が一斉に集まる。

（え？　うそでしょ）

（また行くの？）

声にならない会話がみんなの頭の上で交差しているのが見えた。

私が何かフォローの言葉を入れようとした時だ。

（誰か何か言ってよ）

「そいつぁシリア（知りま）せんでしたぁ」

父が口火を切った。数秒後、みんなが大笑いした。

「でたぁ、じいじの親父ギャグ！」

孫二人にからかわれている。

「いつ帰ってくるの？」

「じゃあ年末年始は？」

「クリスマスは？」

「危なくないの？」

その後、質問攻めを受けたが、父の冗談のおかげで明るい雰囲気は保たれた。モスルへの出発前、車の中で父と気まずい時間を過ごしたのが1年前だ。今はこうして笑ってくれているが、父の心配する気持ちは変わらないだろう。

出発の日、母が駅まで送ってくれた。

「気をつけてね」

と運転席から笑って手を振り、後ろに車が詰まっているため、すぐにロータリーを去った。

帰国したらまたいつものように実家の冷蔵庫は私の好きな納豆とキムチと明太子で埋め尽くされているに違いない。帰国予定時期はすでに寒くなっているので、私のベッドは羽毛布団に取り替えられているのも目に浮かぶ。弟はいつものように「元気？」と時々ＬＩＮＥを送ってくれるはずだ。

私のことを「ねえね」と呼ぶ弟のお嫁さんは、いま看護学校の学生として勉強を頑張っている。彼女の昔からの夢を叶えさせてあげたいと、私が入学の背中を押した。
料理が大好きな彼女は、私が帰国するたびに美味しいものを作ってくれる。高校生と中学生の姪二人は、部活や友人との遊びに夢中で、かつてのように私にべったりではないが、それは何よりの成長の証だ。

「ありがとう」

そういえば、家族の誰にもこの言葉を伝えたことがないかもしれない。次の任務が終わった時にでもみんなの前で言ってみようか。私が自分の選んだ仕事をここまで続けていられるのは、いつも温かく支えてくれる家族がいるからだ。心配をかけているのは間違いない。だけど、それでも応援をしてくれている家族にはやはり、この「ありがとう」の言葉以外に思い浮かばない。

最後になるが、日頃より私の行動を理解しサポートをしてくれている国境なき医師団の仲間たちに感謝の念を記しておきたい。特に各現場で一緒に働いた仲間には当時の記憶を再現するのに大変お世話になった。

また、ジャーナリストの川上泰徳氏からは本原稿の事実確認の面で大きなご支援を頂いた。そして、本書の出版にあたっては編集者の柏原航輔氏の力なくしては実現しなかった。丁寧で信頼のおけるアドバイスには毎回頭が下がる思いだった。心よりお礼を申し上げたい。

２０１８年現在、いまだに数多くの国が紛争下にある。一部の人間の欲望により、今日も大勢の市民が血を流している。その人たちの叫びが、本書を通じて多くの人に届くことを強く願う。

２０１８年６月、３度目のモスル派遣を前にして

文庫版あとがき

先日の食事会でのことです。共通の友人を介して初めて会う方も何人かいらっしゃいました。皆でほろ酔いながら、あれこれと湧き出る話題を楽しんでいたときに、ある一人の方が突然、何かに気づいたようです。そして私に聞いてきました。

「え？　白川さんって、もしかして『紛争地の看護師』を書いた人ですか？」と。

紛争地という、非現実的な世界で人道支援をしてきたあの著者と、華やかな都内のレストランで、お酒を飲みながらたわいもない話に大笑いしている目の前の私が、どうも一致しないようでした。

私自身、まさか自分の人生で戦争を経験するなんて思ってもみないことでした。MSFに参加をすることは確かに長年の夢ではありましたが、私が思い描いていたのは、難民キャンプなどで感染症や栄養失調に対応するような活動だったのです。ただ、私が看護師として積み上げてきた領域は外科でした。その経験やスキルを最大限に生かせる場所というのが、他のどのプロジェクトでもなく、紛争地での外傷対応といったプロジェクトでした。当初の想定とはかけ離れてしまいましたが、憧れ続けたMSFで活動できる喜びに勝るものはありません。どんなオファーでも一度も断らずに続けてきた結果、『紛争地の看護師』が誕生しました。人生とは本当に分からないものです。

単行本が出版されてから5年が経ちました。現在は現場ではなく国境なき医師団日本の事務局職員として働いています。そこで人道支援に対する視野がさらに広がりました。温かいご寄付、複雑な渡航の手配など、現場からは見えない支えがあってこその現場だということが見えてくるようになったのです。最前線で活動することだけが全てではないことに気づきました。

私が現場に戻ることは今でもあり得る選択ですが、世界に蔓延(はびこ)っている人道危機に対応する人材も増やさなくてはなりません。現場のことを知り、なおかつ応募に至るまでの苦労をよく分かっている私だからこそ、参加希望者のサポートができると思っています。今まで陰で支えられてきたことに気づけた分、今は採用という側面で自分が裏方の立場から現場を支えていることに喜びを感じています。

２０２２年初旬にウクライナ戦争がはじまり、ＭＳＦではロシア人の参加志望者が増えました。

「この戦争は我々の本望ではない」

「ウクライナ市民のために何かしたい」

このような声を持った動機が多数です。驚きはありません。ロシア市民の中でこの戦争に心を痛めている人は少なくないだろうと、ある程度は分かっていたのです。

世界のどの紛争地でも、政治上は対立しているはずの市民同士が、実は心を通い合わせているという場面を何度も見てきました。

戦争に対する市民たちの声には、大きな力が秘められているように思います。戦争が生み出すものは憎しみ、悲しみ以外にはないだろうと、市民レベルでは、世界の誰もがとうに気づいているはずなのです。為政者たちのさまざまな思惑によって国と国、民族と民族の衝突は止まることはありません。それでも平和を願う市民たちを支える一員であり続けたいと思います。

最後に、改めてＭＳＦの現場を支えて下さっている多くの寄付者の皆様に心からの感謝の念を記したいと思います。２０２２年、日本では40万人以上の方々からの寄付が、130億円以上にものぼりました。私たちの独立性と活動の自由を保つため、権力に染まらない民間のお金を集めるということは、MSFにとっては本当に大切なことなのです。こんなにも多くの方に私たちの活動が賛同頂けているということは事務局で働くようになってから知ったことの一つでした。

またMSF日本事務局広報部の皆様の力添えにも心から感謝申し上げます。

2023年夏、私が採用した医師の一人がスーダンでの戦闘勃発にて緊急出発した夜。日本に妻子を残して飛び立った彼の健闘と無事を祈りながら。

1996年	坂戸鶴ヶ島医師会立看護専門学校卒業
1996–1999年	医療法人社団シャローム　シャローム鋤柄病院勤務
2000–2003年	医療法人善淳会　小川産婦人科・小児科勤務
2003年7月	オーストラリアへ
2005年12月	Australian Catholic University　看護科卒業
2006–2007年	Darebin Endoscopy Clinic勤務
2007–2010年	Royal Melbourne Hospital勤務
2010年4月	帰国後、国境なき医師団に参加登録
2010年8月–2011年4月	スリランカ / ポイント・ペドロ
2011年6月–2012年1月	パキスタン / ペシャワール
2012年6–8月	イエメン / アデン
2012年9–12月	シリア / イドリブ県
2013年6–9月	シリア/ イドリブ県
2014年2–4月	南スーダン / マラカル
2014年12月	フィリピン / レイテ島 （台風被害）
2015年4–5月	ネパール / アルガト （地震被害）
2015年10–12月	イエメン / サナア、北部
2015年12月–2016年4月	パレスチナ / ガザ地区
2016年5–6月	イエメン / イッブ州
2016年10–11月	イラク / モスル
2016年11月–2017年3月	イエメン / イッブ州
2017年6–7月	イラク / モスル
2017年7–10月	シリア / ラッカ県
2017年11–12月	シリア / ハサカ県
2018年6月	イラク / モスル
2021年8–10月	アフガニスタン / ラシュカルガ

解説

青木 理

シリア、イラク、イエメン、南スーダン、パレスチナ……。いまなお銃火が激しく飛び交う過酷な地に赴き、痛ましく傷ついた人びとと向き合う「紛争地の看護師」に、読者はいったいどのようなイメージを抱きながら本書を読んだろうか。

強靱な精神力、不屈の正義感、抜群の行動力、そして苦悩に喘ぐ人びとを放ってはおけない博愛心、そうしたものを全身にみなぎらせた肉体的にもタフで剛健な人――そんなふうに思い込んでしまっても無理はないし、正直に記せば、私もその例外ではなかった。だが、現実の白川優子は違った。

あれはもう何年か前のこと、ある雑誌で白川にインタビューをした際、指定された「国境なき医師団」の東京オフィスに現れたのは、意外なほど物腰が柔らかくて穏やかで、強く抱きしめれば折れてしまいそうなほど華奢な体軀の女性だった。本書が単行本として刊行された際、久米宏氏が帯に寄せた推薦文にある「小柄でたおやか」という形容は、まさに彼女の佇まいを端的に表している。

実際に彼女自身、本書のなかで自らが決して強靭でも不屈でもないことを率直に明かしている。過酷な任務に由来するストレス障害や呼吸困難。東京などでの「安定した」生活にふと安住したくなってしまう本音。その一つの理由にもなった「恋人」と「失恋」。いつも心配ばかりかけている両親を前に揺れる心……。

しかし、そうした誰もが持つ「弱さ」や「普通さ」以上の分量で白川の「小柄でたおやか」な体軀には、やはり不屈の正義感や博愛心がみなぎっているのだろう。本書にはこうも書かれている。

〈苦しんでいる人たちがたくさんいるのに医療すら自由に施せない戦争とは本当に残酷なものである。

「何もあなたが行くことはない」

「日本でだって救える命はある」

では、誰が彼らの命を救うのだろう。

彼らの悲しみと怒りに、誰が注目するのだろう。

医療に国境はない。私は本当にそう思っている。7歳の頃に「国境なき医師団」を初めて知った時も、実際に活動を始めて8年が経過した今もその思いは変わらない。国、国籍、人種を超えた、同じ人間としての思い、報道にもならない場所で、医療を求めて（または医療が届かずに）泣いている人々の痛みや苦しみを見過ごすことは、やはり私にはできない〉（「まえがき」より）

その正義感や博愛心を実行に移し、いまも移し続けている白川に、私は心底からの敬意を抱く。他方で、その白川が本書でこう記していたのに、こちらも私は心底から仰天させられた。

〈ジャーナリストになりたい。

それはイコール、看護師をやめるということだった〉

いったいなぜ。続けて白川は次のように書く。

〈収容される患者の流血を目にし、患者のうめき声や、家族の泣き叫ぶ声を聞く日常を繰り返すうちに、この流れを止めるには、空爆を止めなくてはいけないと思うようになった。戦争が終わらない限り、患者の収容は永遠に続く。

私は腹が立っていた。なぜ、どうして、こんな非人道的な悲劇がこの世で起こってしまうのだろうか。市民たちの流血を、苦しみを、叫びを、恐怖を、世界は知っているのだろうか。この戦争を止める者はいないのか？

私は自分にも腹を立てるようになっていた。看護師をしているだけでは、戦争を止めることはできない。その歯がゆさが自分自身を追い詰めていた。

私は、目の当たりにしてしまった戦争の恐ろしさと愚かさを多くの人々に伝えたかった。

心の中に、ジャーナリストという別の世界への関心が芽生え始めていた〉（いずれも第4章「医療では戦争を止められない」より）

本書によれば、白川は旧知のジャーナリストたちに相談したという。そのうちの1人は「ジャーナリストになったからといって戦争は止められない」と応じ、別の1人からは「あなた、看護師でしょ。だったら現場に戻って人の命を救いなさい」と諭された、と白川は書いている。

白川の相談を受けたジャーナリストたちが、心の奥底でどう思っていたかはわからない。ただ、同じくメディアとかジャーナリズムと称される世界の片隅で四半世紀以上も禄を食（は）んできた私には、相談を受けたジャーナリストたちの深い戸惑いがうっすらと想像できる。その戸惑いとは、どこか苛立ちや劣等感などもないまぜになった、ひどく複雑な感情だったのではないか。

これは戦地や紛争地で取材に駆け回る者たちに限った話ではないが、メディアやジャーナリズムの世界に携わる者たちの多くは——少なくとも、真っ当で真摯な心性を多少なりとも持っているジャーナリズムの担い手ならば——、自らの仕事がこの世界に必要不可欠なものと捉えている。放っておけば知られぬまま埋もれてしまうかもしれない事実を取材によってつかみ、それを広く伝える作業を通じ、この世界と社会がわずかでも良い方向に前進するよう願いつつ日々活動を続けている。そうした者たちの多くはまた、自らの仕事に一定の誇りも抱いている。

しかし一方、自らの活動とその仕事に、時に苛立ちや劣等感にも似た感情を抱くこともある。「事実を伝える」だとか「権力を監視する」だとか「苦しむ者の側に立つ」だとか、常日ごろは大仰な大義を振りかざしてはいても、現実には眼前で苦しむ人びとに直接手を差し伸べるわけでもなく、手を差し伸べられるわけでもなく、どこまでも傍観者にすぎない自らとその仕事に、無力感に近い苛立ちや劣等感を覚えることがしばしばある。

私も例外ではない。メディアとかジャーナリズムなどと称する生業とは所詮、人の苦しみや不幸をメシの種にしているだけの怪しげな虚業に近いのではないか、とすら訝る時がある。

だが、白川は違う。白川と、白川の仲間たちが世界の各地で携わっている仕事は位相がまったく違う。戦地や紛争地、あるいは被災地といった極限の状況下、自らの危険も顧みずそこに飛び込み、塗炭の苦しみに喘ぐ人びとに直接手を差し伸べている。一人ひとりの命と直に向き合い、救おうと懸命にもがいている。

もちろん、救えないこともあるだろう。無力感を抱くこともあるだろう。しかし、白川たちの存在と活動によって、確実に救われる人がいる。救われる命がある。それは手触りのしっかりした、直接的で確実な実存である。

なのに白川が現状に「歯がゆさ」を覚え、あるいは「腹を立て」、「戦争を止める」ために「ジャーナリストになりたい」とまで思い至ったのは、これも白川の「小柄でたおやか」な体軀にみなぎっているまっすぐな正義感や博愛心のゆえでもあるだろう。だが、逆にいうなら、現在のメディアとかジャーナリズムとか、ジャーナリストを自称する者たちの怠惰と力不足――つまりは悲惨で愚かな戦争を止められず、止めようと必死にあがく気配すら薄いジャーナリズムたちに対する、彼女なりの異議申し立てというか、抗議にも近い叫びのようにも私には思われてならない。

幸いに白川は、今後も「看護師」として現場に入り、「患者の手を握り続けようと誓った」と本書で明かしている。そうあってほしいと願うし、そうあるべきだとも思う。それに白川は、すでに堂々たる「ジャーナリスト」に「なって」もいる。

だってそうではないか。自らが数々の過酷な現場に飛び込み、そこで見て、聞いて、感じたことごとをこうして活字に変換し、一冊の書物に仕上げ、事実を広く世に問うている。悲惨で愚かな戦争を止めようと訴え、止めなくてはならないと懸命に問題提起している。まさに「紛争地の看護師」だからこそ書けた、真摯で秀逸な「当事者ルポルタージュ」を通じて。

つまり「小柄でたおやか」な彼女は、その体軀に正義感と博愛心をみなぎらせて人びとの命と向き合う「紛争地の看護師」であると同時に、まごうかたなき「ジャーナリスト」でもあるのだから、まったくかなわない。

本書は何よりもそれを雄弁に示す証明書である。

（あおき・おさむ／ジャーナリスト）

——本書のプロフィール——

本書は、二〇一八年七月に小学館より単行本として刊行された同名作品を改稿し文庫化したものです。

小学館文庫

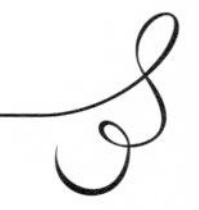

紛争地の看護師

著者　白川優子

二〇二三年十月十一日　初版第一刷発行

発行人　石川和男
発行所　株式会社 小学館
〒一〇一-八〇〇一
東京都千代田区一ツ橋二-三-一
電話　編集〇三-三二三〇-五九五九
販売〇三-五二八一-三五五五
地図作成――――ワークスプレス
印刷所――――TOPPAN株式会社

この文庫の詳しい内容はインターネットで24時間ご覧になれます。
小学館公式ホームページ　https://www.shogakukan.co.jp

写真は著者及び「国境なき医師団」提供

ISBN978-4-09-407300-3